Knaus

K

Georg Pieper

DIE NEUEN ÄNGSTE

UND WIE WIR SIE BESIEGEN KÖNNEN

In Zusammenarbeit
mit Alexandra Berger

KNAUS

Für Samuel, Mathis, Line und Novalie.
Mögen die guten Mächte Euch in eine sichere Zukunft begleiten.

FSC
www.fsc.org
MIX
Papier aus verantwortungsvollen Quellen
FSC® C014496

Verlagsgruppe Random House FSC® N001967

1. Auflage

Redaktion: Margret Trebbe-Plath
Satz: GGP Media GmbH, Pößneck
Druck und Einband: GGP Media GmbH, Pößneck
Printed in Germany
ISBN 978-3-8135-0768-3

www.knaus-verlag.de

Inhalt

Das neue Lebensgefühl: Wenn die Angst im Kopf festsitzt

Im Juni 2016 fuhr ich, wie ich das oft tue, mit dem Regionalexpress. In der Reihe vor mir saß ein Mann von arabischem Aussehen, den ich durch den Schlitz zwischen den Sitzen nur teilweise sehen konnte. Der Mann öffnete seine Tasche und holte ein Gerät heraus. Ich dachte: »Das sieht aus wie eine Pistole!« Der Mann hantierte irgendwie mit dem Ding herum, und da habe ich zum ersten Mal erlebt, wie es bei mir klick machte und eine Alarmreaktion einsetzte. Ich guckte mich um und sah, dass ich allein mit ihm im Abteil war. Sofort überlegte ich, was machst du, wenn der jetzt aufsteht, mit der Waffe in der Hand. Komischerweise habe ich keine Sekunde gedacht, dass er mich angreifen könnte, sondern nur daran, dass er andere Reisende im nächsten Abteil attackieren könnte. Ich stellte mir vor, wie ich ihm in den Rücken fallen und den Arm runterreißen würde.

Das Szenario wurde immer eindrücklicher, von ganz allein kamen immer mehr bedrohliche Bilder hoch, dabei bin ich überhaupt kein ängstlicher Mensch. So etwas passiert mir sonst nicht. Diese Situation hat mich so in Bann geschlagen, dass ich mir irgendwann wie einem Patienten in einer Therapiesitzung gesagt habe: »Stopp! Schluss mit dieser Fantasie! Jetzt stehst du auf, gehst nach vorn und guckst, was der da macht.« Genau in dem Moment packte der Mann das Ding zurück in seine Tasche. Ich sah noch, dass es keine Pistole war, sondern eine Sprühflasche, und auch sonst war alles vollkommen normal. Aber das war der Augenblick, in dem mir klar wurde, selbst bei mir, der, wie ich meine, sehr reflektiert mit dem Thema Terror umgeht und Menschen mit Migrationshintergrund gegenüber eine sehr liberale Haltung vertritt, selbst bei mir ist etwas in Gang gekommen, das nur sehr schwer zu bremsen ist. Das Erlebnis hat einen tiefen Eindruck bei mir hinterlassen. In der Zeit danach habe ich bewusst darauf geachtet, ob auch andere von solchen Angsterlebnissen erzählen. Und da kamen tatsächlich einige Geschichten zum Vorschein.

Es hat sich etwas verändert in unserem Land und in unseren Köpfen. Nach meiner Beobachtung kann man von einem Klima der Angst in Deutschland sprechen. Seit es 2015 in Europa die ersten islamistisch motivierten Anschläge gab und ab Ende August dann Hunderttausende Flüchtlinge aus Syrien und anderen muslimisch geprägten Ländern zu uns kamen, ist das Unsicherheitsgefühl vieler Menschen in Deutschland immens gewachsen.

»2016 ist das Jahr der Ängste«, so das Resümee von Professor Manfred Schmidt, Politologe an der Ruprecht-Karls-Universität in Heidelberg, aus den Ergebnissen der jährlichen repräsentativen Umfrage der R+V Versicherung zu den Ängsten der Deutschen (*www.ruv.de*). Nie zuvor in den 25 Jahren, in denen diese Umfrage gemacht wird, seien die Ängste in der deutschen Bevölkerung innerhalb von zwölf Monaten so drastisch in die Höhe geschnellt, erklärte Brigitte Römstedt, Leiterin des Infocenters der R+V Versicherung. Die Umfrageergebnisse bestätigen meine persönliche Einschätzung: Die Ängste der Menschen in Deutschland sind auch nach meiner Wahrnehmung innerhalb eines Jahres so stark gewachsen wie nie zuvor.

Mehr als alles andere macht uns – das zeigen auch viele Gespräche, die ich in den vergangenen Monaten geführt habe – der islamistische Terror zu schaffen. Nach den islamistischen Terroranschlägen in Europa rangiert 2016 die Angst vor Terror bei uns zum ersten Mal an erster Stelle. Die Daten für die Umfrage wurden im April und Mai 2016 erhoben, noch vor den Anschlägen in Nizza, Würzburg und Ansbach und bereits ein Dreivierteljahr vor dem schrecklichen Anschlag auf den Berliner Weihnachtsmarkt, also bevor es in Deutschland den ersten Terroranschlag mit Toten gab. Schon damals erklärten 73 Prozent der Befragten, »große Angst« vor Terroranschlägen zu haben, das bedeutet im Vergleich zu 2015 einen Anstieg um 21 Prozentpunkte. Gravierend angestiegen sind außerdem unsere Angst vor politischem Extremismus (von 49 auf 68 Prozent) und vor Spannungen durch den Zuzug von Ausländern (von 49 auf 67 Prozent). Ich gehe davon aus, dass diese Werte seit den letzten Anschlägen und vor allem dem in Berlin noch einmal gestiegen sind und dass diese neuen Ängste weiter an Intensität und Wirkungsmacht zugenommen haben. Und dass sie unser Leben wie auch das Klima in unserer Gesellschaft nachhaltig negativ beeinflussen können, wenn wir nicht bewusst dagegen ansteuern.

Die Angst vor weiteren Anschlägen und das Gefühl permanenter Bedrohung machen sich überall bemerkbar. Man hört Männer, die sich laut und scheinbar aggressiv in einer arabisch klingenden Sprache etwas zurufen, und sofort erschrickt man und denkt an ein Gewaltszenario. Man sieht mehrere Polizeiwagen mit Blaulicht zu einem Einsatz fahren und denkt nicht mehr an einen Unfall oder einen Banküberfall, sondern an einen Anschlag und ist von jetzt auf gleich in einem beunruhigenden Angstgefühl gefangen. Beim Anblick eines LKWs in der Stadt oder in der Nähe eines belebten Platzes schaut man sich automatisch nach einer Fluchtmöglichkeit um. Wenn heute ein Mann in den Zug steigt, der einen Rucksack mit einer merkwürdigen Form bei sich trägt, denkt man sofort: »Hoffentlich hat der keine Axt oder ein Schwert oder eine Machete da drin.« Früher hätte man sich gar nichts dabei gedacht oder auf etwas wie eine Fahrradpumpe getippt. Wenn wir den Fernseher einschalten oder auf dem Smartphone Nachrichten anschauen, sitzt immer ein leises Unbehagen im Hinterkopf: Hoffentlich ist nicht wieder etwas passiert … Vor allem bei Großereignissen wie der Fußballeuropameisterschaft in Frankreich, den Olympischen Spielen in Rio de Janeiro oder während des Oktoberfestes in München war auch bei mir immer der Gedanke präsent: »Hoffentlich passiert nichts! Nicht schon wieder!«

Nach dem Anschlag von Berlin im Dezember 2016 wird sich dieses mulmige Gefühl noch weniger abschütteln lassen. Ich denke, und das lässt sich derzeit beobachten, auch der Staat wird angesichts der hierzulande bislang unvorstellbaren Dimension von terroristischer Gewalt und der Ängste, die diese auslöst, reagieren und verschärfte Sicherheitsmaßnahmen sowie strengere Sicherheitsvorkehrungen auf den Weg bringen. Die Angst verändert so nicht nur unser persönliches Lebensgefühl, sondern zum Beispiel auch das Bild unserer Innenstädte.

Der Terror, die Flüchtlingskrise und die daraus resultierenden gesellschaftlichen und politischen Folgen, wie zum Beispiel Pegida, rechte Gewalt, Veränderungen bei der Abschiebepraxis und eine verschärfte Videoüberwachung, haben auf politischer Ebene, in Talkshows, in den Zeitungen, im Netz, am Arbeitsplatz, im Freundeskreis und in den Familien zu unzähligen Diskussionen geführt. Mein Eindruck als Psychologe ist, geredet wird viel, doch dem einzelnen Menschen und seiner tatsächlichen Befindlichkeit werden die Debatten oft nicht gerecht. Vor allem die Ängste, die durch die Flüchtlingskrise ausgelöst wurden, werden in der öffentlichen Diskussion oft ausgeblendet. Dass diese Ängste aber definitiv vorhanden sind und dass es vielen Menschen nicht gut damit geht, zeigen mir mein Alltag als Therapeut und die Gespräche mit Kollegen.

Ich will es ganz deutlich sagen: Nach meiner Einschätzung lügt sich jeder, der behauptet, überhaupt keine Angst zu haben, selbst etwas in die Tasche. Ich bin davon überzeugt, dass die Angst, oder zumindest ein Unbehagen, jeden von uns in irgendeiner Form gepackt hat und jeden von uns in irgendeiner Weise beschäftigt – ganz gleich ob er zugibt, dieses Angstgefühl zu kennen, oder es nach dem Motto »Es kann nicht sein, was nicht sein darf« von sich weist. Ich mache oft eine interessante Erfahrung: Wenn ich Menschen, die von sich behaupten, angesichts der Terroranschläge und der Flüchtlingskrise keinerlei Angst zu haben, gezielt darauf anspreche, geben sie mir genau das zu. Dann kommt plötzlich so etwas wie »Ich bin wachsamer geworden«, »Ich werde misstrauischer«, »Ich gucke kritischer auf ausländisch aussehende Menschen«, »Ich habe mehr negative Phantasien im Kopf«.

Vor einem fremd aussehenden Menschen Angst zu haben ist für viele Menschen nicht *politically correct*. Diese Angst entspricht nicht ihrem Ideal, wie sie sein wollen – offen, tolerant, fürsorglich, hilfsbereit, anderen Menschen zugewandt. Aber es kann nicht die Lösung sein, Angst einfach wegzudrängen. Wir müssen uns mit unserem Gefühl der Unsicherheit und mit unseren Ängsten auseinandersetzen. Sie sind nun einmal da, ob sie nun wünschenswert sind oder nicht. Und wenn wir sie nicht ernst nehmen, werden sie stärker und gewinnen immer mehr Macht über unsere Gedanken und Gefühle und damit auch über unser Verhalten.

Beim Schreiben dieses Buches ist mir aufgefallen, dass es schwer ist, nicht politisch Position zu beziehen. Ich will in diesem Buch keine politischen Statements abgeben oder in eine bestimmte politische Richtung beeinflussen. Vielmehr möchte ich als Psychologe wertfrei beschreiben, was ich in jüngster Zeit bei Patienten, Freunden und Bekannten wahrgenommen habe.

Ein Ziel dieses Buches ist es, jene Ängste zu benennen und zu beschreiben, die sich so mancher von uns nicht eingestehen mag. Es geht mir darum, die Menschen in ihren individuellen emotionalen Reaktionen zu betrachten und abzubilden, was in ihnen vor sich geht, wie sie fühlen. Jenseits dessen, wie wir sein müssen oder sein wollen, jenseits aller politischen oder ideologischen Vorstellungen, jenseits der *Political Correctness*. Es geht aber auch darum, die kollektiven Reaktionsweisen anzuschauen, also zu prüfen, was macht Angst mit unserer Gesellschaft.

In den vielen Gesprächen, die ich für dieses Buch geführt habe, haben die Menschen sich geöffnet und ehrlich und ohne Scheu über ihre Sorgen, Ängste und Erlebnisse berichtet. Sie haben oft Dinge erzählt, die sie sonst nur hinter vorgehaltener Hand in der Familie oder im Freundeskreis oder aber gar nicht aussprechen würden, weil sie befürchten, missverstanden, abgelehnt oder in eine politische Ecke gestellt zu werden. Es ist mir ein wichtiges Anliegen, diese Menschen zu Wort kommen zu lassen. Denn wenn wir keine Chance haben oder uns selbst nicht die Chance geben, unsere Ängste zu benennen, können wir uns nicht aktiv mit ihnen auseinandersetzen. Dann finden wir auch keinen Weg, uns von dem schädlichen Einfluss, den sie auf uns ausüben, zu befreien. Nur aus der offenen Kommunikation, in der man sich traut, von seiner Angst zu sprechen, und in der man sie nicht aus ideologischen Gründen zu verstecken versucht, kann außerdem die Chance entstehen, dass wir als Gesellschaft (wieder) näher zusammenrücken. »Als Gemeinschaft derer, die die Mitmenschlichkeit verteidigen«, wie Bundespräsident Joachim Gauck es unter dem Eindruck des furchtbaren Anschlags von Berlin in seiner Weihnachtsansprache 2016 ausdrückte.

In diesem Buch möchte ich unsere neuen Ängste aber nicht nur offenlegen, sondern auch zeigen, wie wir konstruktiv mit ihnen umgehen können, wie wir sie bewältigen und wie wir daraus etwas Vernünftiges machen können. Denn eines steht für mich fest: Wenn die Angst uns überwältigt und unser Handeln bestimmt, hat das verheerende Folgen für uns und für die ganze Gesellschaft.

Chronologie der Angst: Wie wir das Sicherheitsgefühl verloren haben

München, 22. Juni 2016. Es ist ein ganz normaler Freitagabend. Münchner und Touristen bummeln durch die Innenstadt, sitzen in Restaurants und Wirtshäusern. Feierabendstimmung, Vorfreude aufs Wochenende.

17.51 Uhr. In der Notrufzentrale der Polizei gehen die ersten Anrufe ein: Schüsse im Olympia-Einkaufszentrum (OEZ). Streifenwagen und Zivilpolizei rücken aus. Fast auf den Punkt diese Uhrzeit, 17.52 Uhr, stünde auf ihrem Kassenbeleg, erzählt mir zwei Monate später eine Mutter von zwei Kindern, die sich während des Amoklaufs eines 18-jährigen Deutsch-Iraners im OEZ aufhielt und das Geschehen in den Minuten danach hautnah miterlebte.

Silke erledigt an diesem Freitagabend letzte Einkäufe fürs Wochenende und kauft sich anschließend spontan eine Hose, die sie um 17.52 Uhr bezahlt. Als sie keine Minute später aus dem Modegeschäft tritt, rennt ein Mann im Anzug an ihr vorbei. Sie schaut ihm erstaunt hinterher, da kommt aus der gleichen Richtung ein zweiter Mann angerannt. »Der erste hat vielleicht etwas geklaut, und der hier will ihn jetzt erwischen«, habe sie sich die Situation zu erklären versucht, erzählt Silke. Aber ein Mann im schicken Anzug, der klaut? Im nächsten Moment hört sie laute Stimmen und sieht eine Menge schreiender Menschen auf sich zurennen. »Oh je, mal wieder eine Schlägerei unten vor dem OEZ«, habe sie zunächst gedacht. Aber dafür seien die Schreie zu laut gewesen. Außerdem habe sie noch nie eine so panische Angst in Gesichtern von Menschen gesehen. Silke arbeitet als Sozialpädagogin im Hospiz und beschreibt sich selbst als eher ruhigen, besonnenen Menschen. Diesen Eindruck macht sie auch während unseres Gesprächs. Doch als im Einkaufszentrum die ersten Heranstürmenden rufen: »Lauft! Rennt! Da schießt einer! Der kommt rein!«, denkt sie keine Sekunde nach und läuft einfach los.

Während sie von der panischen Menschenmenge in Richtung Tiefgarage, wo ihr Auto steht, getrieben wird, fällt ihr plötzlich ihr Sohn ein. Der 14-Jährige hatte geplant, gegen 17 Uhr von zu Hause aus zum nahegelegenen OEZ, einem beliebten Treffpunkt für Jugendliche, zu gehen, um Pokémons zu fangen. Bei dem Gedanken, ihr Sohn könnte irgendwo im Gebäude und damit in Lebensgefahr sein, sei sie endgültig in Panik geraten, erinnert sich Silke. Dass in diesem Augenblick der Amokschütze ins OEZ gelaufen kommt und einen weiteren Menschen tötet, rekonstruiert sie erst im Nachhinein. Sie sieht nichts von dem schrecklichen Geschehen, hört aber knallende Geräusche, die sie im Rückblick als Schüsse identifiziert. Die entsetzliche Angst um den Sohn, die panisch schreienden Menschen um sie herum – in dieser Situation habe sie sich real bedroht gefühlt und Todesangst verspürt, schildert die Frau ihren Zustand. Sofort seien all die Bilder von den Anschlägen der letzten Zeit vor ihrem inneren Auge aufgetaucht. Ihr Gedanke in diesem Moment sei gewesen: »Jetzt ist der Terror da!« Silke hat eine Kriseninterventionsausbildung und reagiert in kritischen Situationen normalerweise professionell und besonnen. Jetzt aber sei da nur totale Panik gewesen.

Eine typische Reaktion in solchen emotionalen Ausnahmesituationen ist, dass sich uns die absurdesten Details einbrennen. Silke erinnert sich haargenau an die langen, rot lackierten Fingernägel einer anderen Flüchtenden, die ihr Handy in der Hand hielt und telefonierte. Als sie im Parkhaus ankommt, zahlt sie ihr Parkticket und beobachtet dabei einen Mann am Parkautomaten neben sich, der vor Aufregung so zittert, dass es ihm kaum gelingt, die Münzen in den Schlitz zu stecken. Aus dem Auto ruft sie dann ihren Sohn auf dem Handy an. Zu ihrer großen Erleichterung ist der wohlbehalten zu Hause. Der Sohn erzählt mir später, er habe an der Stimme seiner Mutter sofort gehört, dass etwas Furchtbares passiert sein musste.

18.33 Uhr: Die Polizei bestätigt, es habe im OEZ eine Schießerei gegeben. Es sei wohl »etwas Größeres«, erklärt eine Sprecherin. Die scheinbare Gewissheit, »Jetzt ist der Terror auch bei uns!«, versetzt in den kommenden Stunden ganz München in Angst und Schrecken, löst Hysterie und Massenfluchten aus und führt im Zentrum zum Ausnahmezustand. In der Stadt, die für bayerische Gemütlichkeit, Lebenslust und Selbstbewusstsein steht, verlieren die Menschen die Nerven. Auch die Sicherheitskräfte gehen von einem möglichen Terrorakt aus. 2300 Polizisten und Angehörige von Spezialeinheiten, darunter die GSG9 der Bundespolizei, sind bis weit nach Mitternacht im Einsatz. In der Innenstadt fährt kein Zug, kein Bus, keine Trambahn mehr, der Hauptbahnhof wird gesperrt, die Bürger werden aufgefordert, die Straße zu verlassen und in ihren Wohnungen zu bleiben. Viele, mit denen ich hinterher gesprochen habe, sagen, sie hätten sich gefühlt wie in einem Katastrophenfilm.

Diesen Ausdruck wählte auch eine Kollegin, die an diesem Abend am Hauptbahnhof war. Sie wollte nach einem Seminar mit dem Zug nach Hause fahren und vor der Abfahrt noch etwas bei Burger King im Obergeschoss des Bahnhofs essen. Gerade hatte sie sich mit ihrem Abendessen an einen Tisch gesetzt, als jemand rief: »Da wird geschossen!« Alle seien wie von Sinnen aus dem Lokal gerast, auch das Personal, und die Treppe runter ins Erdgeschoss gerannt. Binnen Sekunden saß meine Kollegin in einem menschenleeren Lokal. Sie packte ihre Sachen und ging ebenfalls ins Erdgeschoss, wo kein Mensch zu sehen war. Alle Schalter und Imbissstände waren verlassen. Da habe sie es mit der Angst zu tun gekriegt und gedacht: »Ich laufe jetzt ganz schnell zum Gleis zu meinem ICE, damit ich hier wegkomme.«

Als sie zum Gleis kam, stand der ICE tatsächlich schon da. Sie dachte: »Gott sei Dank, jetzt bin ich in Sicherheit«, wollte die Tür aufdrücken, und nichts tat sich. Es saßen Leute im Zug, aber offensichtlich hatte der Zugführer aus Sicherheitsgründen die Türen verschlossen. Da stand sie nun allein auf dem gespenstisch leeren Bahnsteig, Panik kroch in ihr hoch, und sie wusste nicht, was tun. Nach etwa zehn Minuten, einigem Klopfen an die Scheiben und Winken wurde der Zug doch noch einmal geöffnet, und sie konnte einsteigen. Es war einer der letzten Züge, die München noch verlassen konnten, kurz darauf wurde der Zugverkehr eingestellt. Dieses Gefühl der Hilflosigkeit auf dem Bahnsteig, das werde sie nicht vergessen, sagte meine Kollegin.

Ich selbst saß an diesem Abend vor dem Fernseher und verfolgte über Stunden die Ereignisse. Auch mir kam es so vor, als hätte sich etwas Schreckliches ereignet, das es so bei uns noch nicht gegeben hat. Lange Zeit bestand ja der Verdacht, dass von mehreren Tätern und mehreren Tatorten auszugehen sei. Dazu die Fernsehbilder, die Spekulationen von Terrorexperten in Sondersendungen und ständig neue Meldungen und Warnungen über Twitter und andere soziale Medien. Die Mitteilungen der Polizei waren besonnen und sachlich, gaben aber bis spät in die Nacht keine Entwarnung. Über Stunden war ich überzeugt, jetzt ist es passiert, jetzt ist der Terror auch bei uns angekommen.

Aus psychologischer Sicht lautet meine Erkenntnis aus diesem Abend: Der 22. Juni 2016 stellt einen Wendepunkt in Deutschland dar. Denn er machte deutlich, dass sich etwas in unserem Land verändert hat. Die Angst steckt uns tief in den Knochen, und sie übernimmt in bedrohlichen Situationen die Regie. Bis Mitternacht gingen bei der Münchner Polizei laut offiziellen Angaben 4310 Notrufe ein, die Polizei rückte zu 67 Einsatzorten aus, weil Schüsse gemeldet wurden. 66 entpuppten sich als Fehlalarme.

Das Phänomen, dass Menschen an verschiedenen Orten der Stadt Schüsse gehört haben wollen, kenne ich aus Erfurt, wo ich im April 2002 nach dem Amoklauf am Gutenberg-Gymnasium die Schule betreut habe. In dem Gymnasium hatte ein 19-jähriger ehemaliger Schüler 16 Menschen und am Ende sich selbst erschossen. Damals waren mehrere Schüler felsenfest davon überzeugt, gleichzeitig aus dem Erdgeschoss und einem oberen Stockwerk Schüsse gehört zu haben, obwohl durch Rekonstruktionen des Geschehens die Existenz eines zweiten Täters eindeutig widerlegt werden konnte und der Täter nur im Erdgeschoss Schüsse abgegeben hatte. In der Psychologie wissen wir, dass in solch einer Ausnahmesituation Wahrnehmungsverzerrungen entstehen können. Der große Unterschied zu München ist: Die Kinder in Erfurt waren in einer konkreten Gefahrensituation. Sie saßen in einer Schule fest, in der geschossen wurde. In München hingegen waren die wenigsten der Menschen, die in Panik verfielen und von Schüssen berichteten, konkret gefährdet gewesen. Trotzdem hat ihre Wahrnehmung verrückt gespielt. Für mich ein eindrücklicher Hinweis auf das Ausmaß der Angst, die uns in Deutschland dieser Tage im Griff hat.

Die Überreaktion vieler Menschen in München beruhte auf einer hohen inneren Anspannung aufgrund von Angst- und Unsicherheitsgefühlen. Die Panik war oft unbegründet, aber sie war real. Deswegen sollten wir sie nicht einfach als »Hysterie« abhaken und zur Tagesordnung übergehen, sondern wir sollten sie ernst nehmen und nach den Ursachen forschen. Woher kommt diese Angst, die sich an diesem unheilvollen Abend in einer Art Katharsis entlud?

Die kollektive Verunsicherung

Seit einiger Zeit kämen immer mehr Patienten mit einer generalisierten Angststörung zu ihnen in die Praxis, berichten mir Kollegen. Das heißt Menschen mit einer anhaltenden Angst, die nicht auf bestimmte Auslöser in der unmittelbaren Umgebung beschränkt und durch eine große Anzahl von Sorgen und Vorahnungen bestimmt ist. Lässt sich darin ein Indikator für den seelischen Zustand der deutschen Gesamtbevölkerung sehen? Ich meine: Ja. Die Deutschen sind meiner Ansicht nach von einer kollektiven Verunsicherung ergriffen, die sich über die vergangenen Jahre aufgebaut und in 2016 ein alarmierend hohes Niveau erreicht hat. Die Ursachen für dieses Unsicherheitsgefühl sind vielfältig.

Ein wichtiger Aspekt aus psychologischer Sicht ist das Gefühl, nicht mehr Herr über das eigene Schicksal zu sein und sich immer weniger als selbstwirksam zu erleben. Wir leben in einer globalisierten Welt, in der die wirtschaftlichen Zusammenhänge für uns undurchschaubar geworden sind. Ist die Zinspolitik der Europäischen Zentralbank langfristig gut oder schlecht für uns? Bringt das geplante Wirtschafts- und Handelsabkommen zwischen der EU und Kanada, CETA, unserem Land mehr Vor- oder Nachteile? Und was ist mit TTIP, dem heiß diskutierten transatlantischen Freihandelsabkommen zwischen der EU und den USA? Bleiben dabei wirklich Verbraucherschutz- und Umweltstandards auf der Strecke? Oder ist es tatsächlich eine einmalige Chance für die europäische Wirtschaft, um international wettbewerbsfähig zu bleiben? Wer blickt da noch durch? Und spielt es überhaupt eine Rolle, dass wir den Durchblick verloren haben?

An den entscheidenden politischen Schaltstellen scheint das niemanden wirklich zu interessieren. Dieser Eindruck vermittelt sich jedenfalls vielen deutschen Bürgern. Und er verstärkt das beunruhigende Gefühl, kaum noch Einfluss auf wichtige Entscheidungen zu haben, die uns alle betreffen. Wie auch den Eindruck, weniger denn je selbst bestimmen zu können, was mit einem und um einen herum passiert, sondern passives Opfer von Entscheidungen zu sein, die »die da oben« in Berlin oder Brüssel treffen. Diese Mischung aus Überforderung und Fremdbestimmung ist durch die Globalisierung unserer Welt zu einer explosiven Gemengelage geworden, sie verunsichert die Menschen zutiefst und füttert unsere Angst.

Auch die vielen Berichte über drohende Altersarmut und wachsende Ungleichheit in der Gesellschaft lasten den Menschen auf der Seele. Sie lassen die Deutschen mit einem mulmigen Gefühl in die Zukunft blicken, obwohl es ihnen wirtschaftlich so gut geht wie nie zuvor. In einer Studie des Instituts für Demoskopie Allensbach (IfD) (*www.ifd-allensbach.de*), die im ersten Halbjahr 2016 durchgeführt wurde, bezeichneten 75 Prozent der befragten 30- bis 59-Jährigen ihre Lebensqualität als gut oder sehr gut. Trotz der komfortablen eigenen Lage sei der Zukunftsoptimismus der sogenannten »Generation Mitte« jedoch steil zurückgegangen, berichtet die Geschäftsführerin des Allensbach-Instituts Renate Köcher.

Nicht nur materielle Zukunftssorgen, auch die Beunruhigung durch die angespannte Weltlage ist bei den 30- bis 59-Jährigen wie in allen Altersschichten stark gewachsen.

Die Welt, in der wir leben, scheint keine sichere mehr zu sein. Die internationalen Krisen nehmen kein Ende, und ihre Auswirkungen werden auch bei uns immer deutlicher spürbar. Die EU steckt in einer finanziellen Dauerkrise. Wie geht es weiter mit dem hoffnungslos verschuldeten Griechenland, was wird aus den anderen schwächelnden EU-Mitgliedsstaaten? Wie stabil ist Europa überhaupt noch?

Der Brexit hat viele Menschen schockiert und verunsichert, zumal sich auch in Nachbarstaaten wie Frankreich, Österreich und den Niederlanden die erstarkenden rechtspopulistischen Parteien für einen EU-Austritt stark machen. Auch bei uns gewinnen Rechtspopulisten an politischem Gewicht. Das, was wir in den letzten Jahrzehnten als selbstverständlich und unantastbar betrachtet haben – Frieden, Freiheit, Demokratie –, scheint plötzlich in Gefahr. Mitten in Europa, in Ungarn und Polen, stehen demokratische Prinzipien, Grundrechte und Rechtsstaatlichkeit zur Disposition. In der Türkei und Russland bestehen berechtigte Zweifel, ob man überhaupt noch von Demokratie sprechen kann.

Besonders große Angst habe der Krieg in der Ukraine in ihnen auslöst, sagen mir viele Menschen. Er hat uns gezeigt, wie fragil der Frieden und wie unberechenbar politische Konflikte in unserer unmittelbaren Umgebung geworden sind. Doch auch Konflikte und Krisen, die sich früher in sicherer Entfernung abspielten, rücken jetzt nah an uns heran. In Syrien ist ein Ende des furchtbaren Bürgerkriegs mit internationaler Beteiligung heute nicht abzusehen.

Von dort und aus anderen Krisenregionen flüchten die Menschen zu Hunderttausenden und suchen unter anderem in Deutschland Sicherheit und eine gute Zukunft. 890 000 Flüchtlinge sind laut Innenministerium 2015 nach Deutschland gekommen, 2016 noch einmal 280 000. Kann unser Land das bewältigen, fragen sich viele Deutsche. Wie verändert sich Deutschland durch den Zuzug so vieler Menschen aus einem anderen Kulturkreis? Zur selben Zeit hat der Terror des sogenannten »Islamischen Staates« (IS) in Europa Einzug gehalten und 2016 auch Deutschland erreicht. All dies zusammengenommen sorgt bei uns unterschwellig für ein ständiges Gefühl von Bedrohung, das nach und nach immer stärker geworden ist und 2016, wie Umfragen zeigen, seinen vorläufigen Höhepunkt fand.

Die Frage, warum wir uns vor allem durch Terror bedroht fühlen, kann man so beantworten: Wir fühlen uns unsicher, weil niemand mehr vor diesen grauenvollen Taten die Augen verschließen kann, denn jeder ist auf irgendeine Weise damit konfrontiert: durch die Nachrichten über aktuelle Ereignisse, durch Terrorwarnungen, durch eigenes Erleben oder Erlebnisse von Menschen, die man kennt, und schließlich auch durch den Kontakt zu Flüchtlingen, die den Terror im eigenen Land erlebt haben.

Die Angst vor Terror erscheint mir in Deutschland übrigens nicht ausgeprägter als in anderen Ländern, die ich kenne. Im Zusammenhang mit Angst wird ja gerne der Begriff »German Angst« strapaziert. Im Ausland hat man uns lange Zeit für unsere Angst vor der Umweltzerstörung belächelt, genauso wie für unsere kritische Einstellung zur Atomkraft. Unsere Befürchtungen diesbezüglich haben sich ja leider nicht als unbegründet erwiesen. Ich denke aber nicht, dass wir Deutschen generell übermäßig ängstlich sind. Jedenfalls nicht ängstlicher als andere Nationen.

Angst vor dem Terror: Die Schlüsselereignisse

Die erste schwere Erschütterung erfuhr unser Sicherheitsgefühl durch die Anschläge am 11. September 2001 in New York. Seitdem nistet die Angst vor islamistischem Terror in unseren Köpfen. Mit den Jahren wurde sie nur unmerklich größer, dafür gediehen andere Ängste, von denen ich gerade die aktuell wirksamsten beschrieben habe. Ich konnte beobachten, wie wir in dieser Zeit immer dünnhäutiger wurden. Unser Sicherheitsgefühl wies also schon spürbare Risse auf, als der islamistische Terror 2015 plötzlich näher und näher rückte und unser Angstlevel auf ein bislang nicht gekanntes Niveau katapultierte. Mit jedem Anschlag wurde das Bedrohungsgefühl größer.

Dabei haben einige Ereignisse in den vergangenen zwei Jahren unserem Sicherheitsgefühl ganz besonders zugesetzt. Diese Ereignisse möchte ich an dieser Stelle noch einmal in Erinnerung rufen, denn wir sind zwar immer sehr mitgenommen, wenn es einen neuen Gewaltakt gegeben hat, verdrängen das Geschehene aber oft schnell wieder. Das ist eine Art Selbstberuhigung der Psyche.

Im Hintergrund arbeiten diese Ereignisse jedoch weiter in uns und erzeugen so das »unbestimmte« Angstgefühl.

Den Beginn des kollektiven Terrorangst-Schubs markiert der islamistisch motivierte Anschlag auf die Redaktion des Satiremagazins *Charlie Hebdo* am 7. Januar 2015 in Paris. Zwei Terroristen erschossen elf Menschen in der Redaktion und später auf der Flucht einen Polizisten, es gab mehrere Verletzte. Der Anschlag erschütterte die Menschen in der gesamten westlichen Welt und erzeugte Abscheu, Mitgefühl mit den Betroffenen und vor allem Wut gegen die Täter. Doch es wurde auch diskutiert. Die Mitarbeiter von *Charlie Hebdo* provozieren mit ihren Karikaturen auf eine Weise, die viele vor den Kopf stößt. Man müsse bei Satire doch nicht unbedingt so weit gehen, Meinungsfreiheit hin oder her, hörte ich in Gesprächen. Die Macher von *Charlie Hebdo* seien mit ihrer Mohammed-Karikatur übers Ziel hinausgeschossen und hätten diese Gewalttat damit gewissermaßen herausgefordert. Diese Haltung wirkt ein wenig wie ein Beruhigungsmittel: »Ja, der Anschlag war furchtbar, aber er betrifft eine bestimmte Gruppe, mit der ich nichts zu tun habe.«

Dass der islamistische Terror jeden Einzelnen von uns etwas angeht und jeden treffen kann, wurde beim nächsten Anschlag einige Monate später klar. Der 13. November 2015 hat sich tief ins kollektive Gedächtnis eingebrannt. Bei einer Anschlagserie in Paris töteten islamistische Terroristen 130 Menschen, 352 wurden teilweise schwer verletzt. Die Angriffe richteten sich gegen das Fußballstadion Stade de France in Saint-Denis, gegen Bars, Cafés und Restaurants im Ausgehviertel um den Canal Saint-Martin in der Innenstadt und den Konzertsaal Bataclan. Diese Taten nehmen wir sozusagen persönlich. Wir empfinden sie als eindeutigen Angriff auf unsere freiheitlichen Werte und unseren liberalen Lebensstil. Paris, die Stadt der Liebe, der Leichtigkeit des

Lebens, der Vielfalt und Toleranz: Viele Deutsche verbinden mit der französischen Hauptstadt eigene positive Erinnerungen und Sehnsüchte nach einem leichten, lockeren, genussvollen Leben.

Nach den Attentaten herrschte pures Entsetzen. Die Fernsehberichte lösten ein tiefes Mitgefühl bei uns aus, überall versammelten sich Menschen, um ihrer Anteilnahme und Trauer Ausdruck zu verleihen. Vor der französischen Botschaft in Berlin und an öffentlichen Plätzen in zahlreichen deutschen Städten wurden Blumen niedergelegt und Kerzen entzündet. An unzähligen Jacken und Taschen sah man über Wochen »*Je suis Paris*«-Buttons.

Neben der Trauer beschäftigten viele Menschen angstvolle Gedanken. Kaum jemand, der sich nicht fragte: »Was wäre, wenn so etwas auch bei uns passiert?« Die meisten drängten diese bedrückende Vorstellung allerdings schnell wieder weg und beruhigten sich mit Erklärungsversuchen: In Frankreich gibt es schon lange soziale Probleme, man kennt die Bilder aus den Pariser Vorstädten, mit der Situation in Deutschland ist das ja nicht vergleichbar. Andere – darunter auch ich – begannen, sich Sorgen zu machen. Die Attentäter von Paris hatten teilweise französische und belgische Pässe. Sie gehörten offenbar zu den sogenannten »Angry Young Men«, die für sich in unserer westlichen Gesellschaft keine Chancen sehen, die sich ausgeschlossen und abgehängt fühlen. Bekämen wir es bald auch bei uns in Deutschland mit diesem Problem zu tun, wenn es uns nicht gelingt, die jungen Flüchtlinge erfolgreich zu integrieren?

Dann kam die Silvesternacht 2015/2016. In Köln ereigneten sich zahlreiche sexuelle Übergriffe auf Frauen, verübt durch Gruppen junger Männer, die vornehmlich aus dem nordafrikanischen und arabischen Raum stammen. Aus anderen deutschen Städten wurden ähnliche Vorfälle gemeldet, wenn auch nicht in der Größenordnung von Köln. Mit diesen Übergriffen fanden die schon seit Längerem bei vielen bestehenden Vorbehalte gegen die große Anzahl zu uns gekommener Flüchtlinge eine Bestätigung. Die Menschen in Deutschland empfanden Wut, Hilflosigkeit und Unverständnis. In der emotional aufgeladenen Atmosphäre wurden Flüchtlinge pauschal verurteilt, und weite Teile der Bevölkerung beschlich das ungute Gefühl, sich in Gegenwart von Migranten und Asylsuchenden nicht mehr sicher fühlen zu können. Gegenargumente, auch deutsche Männer seien häufig übergriffig, auf dem Münchner Oktoberfest etwa geschähen jedes Jahr Vergewaltigungen, führten zu hitzigen Diskussionen. Das in der islamischen Welt vorherrschende Frauenbild rückte in den Vordergrund der öffentlichen Debatte. Bei vielen Bürgern sind damals Zweifel entstanden, ob muslimische Flüchtlinge bereit und in der Lage sind, sich in unsere auf Gleichberechtigung der Geschlechter ausgerichtete Gesellschaft zu integrieren.

Als besonders desaströs im Hinblick auf unser Sicherheitsgefühl erweist sich im Rückblick jedoch ein anderer Punkt: Die Kölner Polizei wirkte in dieser Nacht hilflos und überfordert, viele der betroffenen Frauen fühlten sich in ihrer Not nicht ernst genommen und allein gelassen. Die Erfahrung, dass die Kölner Polizei die Situation überhaupt nicht im Griff hatte, die anschließende juristische Aufarbeitung der Übergriffe nur zu wenigen Verurteilungen führte und wir uns dadurch von den zuständigen Behörden nicht geschützt fühlen, hat viele Menschen, insbesondere Frauen enorm und dauerhaft verunsichert.

Wenige Tage später, am 12. Januar 2016, sprengte sich in Istanbul auf dem Platz zwischen Hagia Sophia und Blauer Moschee ein Selbstmordattentäter inmitten einer deutschen Touristengruppe in die Luft. Er riss zwölf Menschen mit in den Tod, 13 wurden verletzt. Zum ersten Mal wurde klar, dass die Islamisten auch Deutschland als Ziel für Attentate im Visier haben.

Für mich selbst rückte das Thema besonders nahe, als sich eine Frau bei mir meldete, die ihren Mann bei dem Anschlag verloren hatte. Der Anblick dieser Frau führte mir die Brutalität und die schwer zu verkraftende Willkür bei solchen Taten eindrücklich vor Augen: Sie hatte schwere Verletzungen an einem Arm und beiden Füßen erlitten und war gezeichnet von mehreren Operationen und Hauttransplantationen. In ihrem Gesicht konnte ich Splitter und Schmutzpartikel sehen, die durch die Druckwelle der Explosion in ihre Haut eingedrungen waren. Ihr Vertrauen in die Welt ist durch diesen Anschlag tief erschüttert. Sie vergießt immer wieder viele Tränen über den Verlust ihres Ehemannes und kann nicht verstehen, warum sein Leben und ihre gemeinsame Zukunft vernichtet wurden, wo sie doch nie etwas mit Politik zu tun gehabt hatten. Diese gefühlte Sinnlosigkeit macht es den Opfern solcher Attentate, aber auch für Unbeteiligte besonders schwer, diese Gewalttaten zu verarbeiten.

Es folgten die Selbstmordattentate am 22. März 2016 in Brüssel. Am Flughafen und in der Innenstadt starben 35 Menschen, darunter drei der islamistischen Attentäter, mehr als 300 Passanten wurden verletzt. Die Angstspirale drehte sich weiter. Durch diesen Anschlag wurden Flughäfen und Bahnhöfe auch für viele Deutsche zu Orten, die man möglichst meidet, um sich keiner Gefahr auszusetzen. Wer trotzdem fliegt oder fliegen muss, tut das seither mit einem unangenehm angespannten Gefühl. Man scannt andere Fluggäste nach Auffälligkeiten ab, beobachtet ihr Verhalten, schaut sich ihr Gepäck genau an. Reisen wird für viele zur emotionalen Belastung.

Bei jedem Anschlag geschieht etwas, das bislang unvorstellbar, undenkbar war. Das zeigte besonders das Attentat am 14. Juli 2016 in Nizza. Dass jemand mit einem Lastwagen absichtlich in eine unbekümmert feiernde Menschenmenge fährt, das kann und darf nicht sein. Doch genau das geschah in Nizza. Ein islamistischer Attentäter tötete am französischen Nationalfeiertag auf der Promenade des Anglais mit einem LKW 86 Menschen und verletzte mehr als 300 zum Teil schwer. Die Fassungslosigkeit und das Entsetzen ob der Brutalität und Abartigkeit dieses Anschlags raubte allen, mit denen ich danach sprach, fast die Sprache. Dass der Täter wahllos Menschen überfuhr, darunter viele Kinder, stellt eine neue Stufe der Perversion dar. Danach wurden im Internet kursierende Videos des IS bekannt, die dazu aufrufen, die »Ungläubigen« mit Messern und Äxten zu töten oder sie zu überfahren. Diese Appelle lösten Bestürzung aus und forcierten unsere Ängste. Was die Angst vor dem islamistischen Terror so stark macht, ist die Willkür, mit der die Täter morden. Es kann theoretisch jeden jederzeit und an jedem Ort treffen. Es gibt keine Regeln, keine Tabus und keine Schutzzonen wie Gotteshäuser oder Krankenhäuser mehr.

»Nicht einmal im Regionalzug ist man mehr sicher!« war der erste Gedanke, der vielen Menschen nach der Gewalttat am 19. Juli 2016 bei Würzburg durch den Kopf schoss. Ein 17-jähriger, vom IS instruierter Attentäter hatte mehrere Menschen mit einer Axt und einem Messer attackiert und verletzt, bevor die Polizei ihn schließlich erschoss. Die Tatsache, dass der junge Flüchtling als gut integriert galt, seit Kurzem in einer deutschen Pflegefamilie lebte und als freundlicher und offener Mensch wahrgenommen worden war, verunsicherte besonders und erschütterte das Vertrauen in Asylsuchende. Selbst diejenigen, die immer wieder betonen, die Mehrzahl der Flüchtlinge sei doch in Ordnung, befällt inzwischen ein mulmiges Gefühl, wenn sie daran denken, was nur ein einziger weiterer vom IS für den Kampf gegen die westlichen Demokratien instrumentalisierter Attentäter anrichten könnte.

Drei Tage später, am 22. Juli 2016, tötete ein 18-jähriger Schüler in München bei einem Amoklauf neun Menschen, verletzte vier weitere und erschoss am Ende sich selbst. Wie beschrieben, brach überall in der Innenstadt Panik aus, obwohl sich der Amoklauf im rund fünf Kilometer entfernten Olympia-Einkaufszentrum ereignete. Die Angst vor einem Terroranschlag war durch die Ereignisse der letzten Monate so angewachsen, dass die vielen Falschmeldungen, Gerüchte und Fehlalarme in klassischen und sozialen Medien auf fruchtbaren Boden fielen. Viele Menschen glaubten an einen islamistischen Anschlag und reagierten panisch. Auf die Rolle der Medienbilder und der sozialen Medien an diesem Abend werde ich an anderer Stelle noch einmal ausführlich eingehen. Sicher aber wäre es nicht zu derart ausgeprägten, massenhaften Panikreaktionen gekommen, wenn die vorherigen Attentate die Angstspirale nicht bereits auf ein extrem hohes Level getrieben hätten. Die schlussendliche Erkenntnis, dass es sich bei der Gewalttat im OEZ »nur« um den Amoklauf eines verzweifelten Jugendlichen gehandelt hatte, führte zu einer gewissen Erleichterung. Dieser lange Abend voller extremer Emotionen hat dennoch unser Sicherheitsgefühl weiter beschädigt.

Am 24. Juli 2016 ereignete sich der erste islamistisch motivierte Bombenanschlag in Deutschland. In Ansbach zündete ein 27-jähriger syrischer Flüchtling, der mit dem IS in Verbindung stand, vor einem Weinlokal eine Rucksackbombe. Er verletzte 15 Menschen und kam selbst ums Leben. Nach diesem Anschlag, der nach dem Plan des Attentäters noch viel schlimmer hätte ausgehen sollen, weil er sich eigentlich auf einem stark besuchten Musikfestival in die Luft sprengen wollte, wurden die Sicherheitsmaßnahmen verstärkt und viele Bürger mieden zunehmend belebte Orte.

Mehrere Patienten besprachen mit mir ihre lähmende Angst, die sie daran hindert, sich entspannt auf Bahnhöfen und Flughäfen zu bewegen, ins Fußballstadion oder auf Festivals zu gehen, mit dem Zug zu fahren oder sich in große Menschenmengen zu begeben. Andere sagten trotzig: »Jetzt erst recht, von denen lasse ich mir mein Leben nicht kaputt machen!« Ich treffe jedoch seither kaum noch jemanden, der mit dem unbeschwerten Gefühl von früher in die Stadt geht, Bus oder Bahn fährt und große Veranstaltungen besucht. Die Angst, dass wieder etwas passiert, sitzt jedem im Nacken. Und ich fürchte, irgendwann ist das Maß voll, dann bricht auch das Sicherheitsgefühl der Widerstandsfähigsten zusammen. Und genau das ist, fürchte ich, das Ziel der islamistischen Terroristen. Mit immer schrecklicheren Attentaten wollen sie unsere Gesellschaft verunsichern. Und wenn wir nicht bewusst gegensteuern, kriegen sie das irgendwann auch hin.

Wenige Monate nach Ansbach erschütterte der bislang schwerste islamistische Terroranschlag mit den ersten Toten unser Land. Am 19. Dezember raste kurz nach 20 Uhr ein LKW in den Weihnachtsmarkt am Berliner Breitscheidplatz. Zwölf Menschen starben, 56 wurden laut Angaben der Berliner Gesundheitssenatorin Dilek Kolat zum Teil schwer verletzt. Am Steuer des LKW saß, wie ein halbes Jahr zuvor bei dem Anschlag in Nizza, ein islamistischer Attentäter mit tunesischen Wurzeln.

Der Anschlag auf den Berliner Weihnachtsmarkt stellte eine Zäsur in unserer Konfrontation mit islamistischem Terror dar. Zum ersten Mal ist in Deutschland ein Anschlag gegen eine friedliche Menschenmenge verübt worden, bei dem es viele Tote und Verletzte gab. Uns wurde drastisch vor Augen geführt, dass wir genauso im Fadenkreuz der Terroristen stehen wie Frankreich und Belgien, wo sich zuvor schon verheerende Anschläge ereignet hatten.

Viele Menschen, die ich nach dem Anschlag gesprochen habe oder die sich in der Therapie bei mir dazu geäußert haben, zeigten ähnliche Reaktionen. Einerseits waren da natürlich der Schreck und die Verstörung, verständnisloses Kopfschütteln und das Entsetzen vor allem wegen der perfiden Art des Anschlags. Andererseits fiel häufig der Satz: »Das war irgendwie zu erwarten, so etwas musste ja kommen.« Als habe man schon lange geahnt, dass es dazu kommen würde, und mehr oder weniger auf einen terroristischen Anschlag gewartet. Dabei schwang für mich oft ein resignativer Ton mit, eine Kraftlosigkeit und Niedergeschlagenheit. Wie bei einem Verletzten oder Kranken, der es nach mühsamer Rekonvaleszenz gerade wieder auf die Beine geschafft hat, dann einen Rückschlag erleidet und den Mut verliert.

Zahlreiche Menschen haben mir erzählt, sie hätten nach dem Berliner Anschlag noch stärker das Gefühl, der Staat habe die Einreise von Kriminellen nicht unter Kontrolle. Bei ihnen hat sich die Angst intensiviert, es könnten sich noch viel mehr potenzielle Gewalttäter und Gefährder unter uns befinden, die nicht überwacht werden. In großen Menschenmengen würden sie sich nach dem Anschlag auf den Weihnachtsmarkt noch unsicherer fühlen als vorher. Gerade weil das Ziel dieses Attentäters eine friedliche Menschenmenge in Weihnachtsstimmung gewesen war, rechne man mit weiteren Angriffen gegen derartige Veranstaltungen und ihre Besucher. Sogar bei einem im Freien stattfindenden Krippenspiel mit einigen Hundert Zuschauern habe sie sich nicht entspannt und sicher fühlen können, berichtete mir eine Frau. Eine andere erzählte, sie werde nicht in die Christmette der größten Kirche der Stadt gehen, weil vielleicht genau diese ein Ziel der Terroristen in ihrem Kampf gegen die »Kreuzfahrer«, wie sie sie bezeichnen, sein könnte. Sie schaue sich neuerdings außerdem ständig nach Fluchtwegen und Schutzmöglichkeiten für sich und ihre Kinder um, sobald sie sich in einer größeren Menschenmenge befinde.

Gleichzeitig habe ich nach dem Anschlag von Berlin eine verstärkte Tendenz registriert, Fremde, Ausländer und Asylsuchende unter Generalverdacht zu stellen und in ihnen potenzielle Attentäter zu sehen. Der Ruf nach einem besseren Schutz des Staates, besonders vor Kriminellen, die schon vorher als Straftäter aufgefallen waren, ist seit dem Berliner Anschlag unüberhörbar.

Mit einem gewissen zeitlichen Abstand betrachtet, zeigt sich, dass die Reaktionen auf den Anschlag in Deutschland mehrheitlich besonnen waren. Politiker und offizielle Stellen bemühten sich um Neutralität, sprachen von »dem Tatverdächtigen« und hüteten sich davor, bestimmte Gruppen vorzuverurteilen. Bundespräsident Gauck sagte in seiner Weihnachtsansprache 2016: »Wir spüren die Angst, aber: Die Angst hat uns nicht. Wir spüren die Ohnmacht, aber: Die Ohnmacht hat uns nicht. Wir spüren die Wut, aber: Die Wut hat uns nicht.« Weise Worte, die vielen Menschen eine Stütze sein und Orientierung geben können. Selbst im Netz gab es relativ wenige Hasskommentare. Lediglich aus der üblichen Ecke kam die Aussage, das seien »Merkels Tote«.

Die Tatsache, dass wir in diesen Zeiten mit Terroranschlägen in Deutschland rechnen müssen, wird von mehr und mehr Menschen in ihr Alltagsdenken und -empfinden übernommen. Der furchtbare Anschlag auf dem Breitscheidplatz in Berlin hat bei vielen zu der realistischen Sichtweise geführt, die Gefährdung durch terroristische Anschläge als

Wirklichkeit in unserem Leben anzuerkennen. Es ist nicht mehr länger möglich, die Augen davor zu verschließen. Manche haben sogar einen Anschlag viel größeren Ausmaßes erwartet und sind fast erleichtert, dass es nicht zu mehr Toten gekommen ist. Es gibt das alte Sprichwort »Gefahr erkannt, Gefahr gebannt«. Natürlich ist die Gefahr, die vom islamistischen Terrorismus ausgeht, nicht dadurch gebannt, dass wir sie erkennen. Aber aus psychologischer Sicht ist es eine unabdingliche Voraussetzung, anzuerkennen, dass diese Gefahr existiert, und sich mit seinen dadurch entstehenden Ängsten auseinanderzusetzen, um kompetent und angemessen damit umgehen zu können.

Die Angst als ständiger Begleiter

Die wachsende Furcht und Beunruhigung in Deutschland beschäftigen mich schon länger. In den letzten Jahrzehnten habe ich viele Katastrophen begleitet, wie das Grubenunglück in Borken 1988 oder das ICE-Unglück von Eschede 1998, aber auch Man-Made-Desaster wie den Mord an einer Lehrerin in einem Meißner Gymnasium 1999, den Amoklauf am Gutenberg-Gymnasium in Erfurt 2002 oder das Massaker auf der norwegischen Insel Utøya 2011 durch Supervision der dort tätigen Kollegen. Auch bei diesen Gewalttaten war es stets so, dass es in der Wahrnehmung der Menschen immer eine Stufe schlimmer wurde. Das heißt, jedes Mal passierte etwas, das bis dahin als unvorstellbar galt.

Als die Lehrerin in Meißen ermordet wurde, brach bei den Lehrern in ganz Deutschland Entsetzen aus. Tenor in den Gesprächen war stets: »Jetzt sind wir schon so weit, dass eine Lehrerin ermordet wird.« Dass ein Schüler eine Lehrerin an einer deutschen Schule mitten im Unterricht niedersticht, lag nicht im Bereich des Möglichen. Die nächste Stufe war der Amoklauf von Erfurt. Der jugendliche Täter hat 16 Menschen umgebracht. Da dachte man, etwas Entsetzlicheres kann es nun wirklich nicht geben. Und dann passiert Utøya. 75 Menschen starben, 32 davon waren jünger als 18 Jahre. Das geht doch nicht, dachte man auch dieses Mal wieder. Immer wieder aufs Neue dieses Entsetzen. Genauso konnte ich im vergangenen Jahr beobachten, wie mit jedem Terroranschlag eine neue Grenze überschritten wurde und etwas bislang in Deutschland für unmöglich Gehaltenes eintraf. Das löste große Erschütterung bei den Menschen aus und schraubte die Angstspirale von Mal zu Mal weiter nach oben.

Seit dem Berliner Anschlag sind die Ängste bei vielen Mitmenschen realer geworden. Sei es, dass man die Gefahr größer einschätzt, dass es weitere terroristische Anschläge gegen Menschenansammlungen oder an neuralgischen Orten gibt, sei es die Angst vor der Radikalisierung rechter Gruppen und deren Bereitschaft zu Übergriffen gegen Ausländer und Brandanschlägen gegen Asylunterkünfte, oder das wachsende Unwohlsein bei dem Gedanken, der Staat habe es nicht unter Kontrolle, wer bei uns einreist und hier kriminelle Taten begeht. Vielen von uns ist die Angst nicht immer bewusst, aber sie ist unser ständiger Begleiter.

Das, was passiert ist, gerät zwar wie jedes Ereignis recht schnell wieder in Vergessenheit. Kaum jemand kann die Ereignisse jetzt noch lückenlos in der richtigen Reihenfolge aufzählen. Wer aber glaubt, sie seien zum Glück spurlos an ihm vorübergegangen, der täuscht sich. Die konkrete Erinnerung an München oder Berlin zum Beispiel verblasst, aber der Körper hat sich das Erlebnis gemerkt. Der Körper vergisst nicht, wie wir in der Traumatherapie sagen. Ein typisches Beispiel ist, man hört einen Knall, und wenn man vorher schon mal Schüsse gehört hat, dann ist dieses Erlebnis sofort wieder da. Oder man hat früher mal einen Hausbrand miterlebt und riecht jetzt etwas Verbranntes. Selbst wenn dieser Brand lange vergessen ist, der Körper gerät sofort in einen Alarmzustand. In der Traumatherapie nennt man das einen Triggerreiz. Das kann ein Geruch sein, ein Geräusch, eine Farbe oder Wasser – viele Dinge können die Angstreaktionen von einst wieder in Gang setzen. Genauso können objektiv betrachtet harmlose Reize wie zum Beispiel ein LKW-Motorengeräusch die neuen Ängste aktivieren.

Die vielen Gesichter der Angst

Zunächst einmal müssen wir uns klarmachen, dass Angst nicht immer etwas Schlechtes ist, das wir überwinden müssen. Angst schützt uns vor Gefahren und davor, Dinge zu tun, die uns schaden könnten. Evolutionär gesehen ist Angst überlebenswichtig, ohne Angst hätte die Menschheit nicht überlebt.

Angst gibt es in ganz verschiedenen Ausprägungen. Sie begegnet uns zum Beispiel als Nervenkitzel beim Achterbahnfahren, als Furcht vor Spinnen oder auch als diffuses, dauerhaftes Gefühl von Bedrohung.

In der Psychologie unterscheiden wir zwischen »state anxiety«, Angst als Zustand, und »trait anxiety«, Angst als Eigenschaft. Die Zustandsangst ist eine vorübergehende emotionale Reaktion auf eine reale Gefahr wie einen knurrenden Hund oder einen Mann, der uns mit einer Waffe bedroht. Hier ist Angst in der Regel sinnvoll und sichert unter Umständen sogar das Überleben. Sie kann sich aber auch übertrieben stark entwickeln. Dann hat jemand zum Beispiel vor jedem Hund Angst und er meidet bestimmte Orte, weil er dort einen Hund vermutet.

Angst als Eigenschaft hingegen führt dazu, dass wir Situationen auch ohne akute Bedrohung als gefährlich einschätzen, zum Beispiel den Besuch eines Konzerts oder Zugfahrten. Diese Angst kann eine große Einschränkung bedeuten. Sie ist durch bestimmte Lernprozesse entstanden und wird durch Vermeidung aufrechterhalten. Beides löst die gleichen Abläufe in unserem Körper aus.

Was passiert, wenn wir Angst haben?

Um diesen Mechanismus zu verstehen, ist es hilfreich, weit zurück in die Evolutionsgeschichte der Menschheit zu blicken. In unseren Reaktionen auf Furcht erregende Reize sind wir geprägt von einem uralten genetischen Programm, das schon bei unseren Urahnen genau so ablief. Den biologischen Sinn dieses Stressmechanismus hat meine Kollegin Angelika Wagner-Link (»Verhaltenstraining zur Stressbewältigung. Arbeitsbuch für Therapeuten und Trainer«, 2010) einfach und klar an einem Beispiel erklärt: Ein Urzeit-Jäger sitzt am Waldrand und ruht sich aus. Plötzlich ist hinter ihm im Gebüsch ein Knacken. Das Ohr des Jägers leitet den wahrgenommenen Reiz an das Gehirn. Er dreht den Kopf, um zu sehen, woher das Knacken kommt, und sieht einen Säbelzahntiger auf sich zukommen. Im Gehirn des Jägers wird in Bruchteilen von Sekunden entschieden, ob die Situation lebensbedrohlich ist. Entscheidet das Gehirn auf Gefahr, erfolgt eine komplexe Alarmreaktion, die den Jäger optimal auf Flucht beziehungsweise Angriff vorbereitet. Seine Wahrnehmung reduziert sich auf stressrelevante Informationen oder Dinge, das heißt, er sieht zum Beispiel einen kräftigen Stock, den er als Waffe verwenden kann, oder das schützende Gebüsch, in das er fliehen kann, nicht aber die prächtig blühenden Blumen dahinter oder das ungewöhnlich geformte Hirschgeweih, das wenige Meter vor ihm liegt. Sein vegetatives Nervensystem arbeitet auf Hochtouren. Besonders wichtig ist jetzt die Aktivierung der Durchblutung von Arm- und Beinmuskulatur, die wir zum Kämpfen oder aber Weglaufen benötigen. Die Muskeln des Jägers sind angespannt, damit ist er optimal vorbereitet, den Säbelzahntiger entweder mit aller Kraft anzugreifen oder zu flüchten, auf einen Baum zu klettern, sich auf die Seite zu werfen.

Solange die Bedrohungssituation besteht, bleibt sein Körper in dieser Anspannung. Hat der Jäger die Situation bewältigt, sprich: konnte er fliehen oder den Säbelzahntiger töten, kann er sich erholen. Wäre weder das eine noch das andere in Sachen Überleben zielführend gewesen, wäre ihm als dritte Möglichkeit geblieben, sich tot zu stellen und darauf zu hoffen, für den Säbelzahntiger damit uninteressant zu sein. Hätte er auf diese Weise überlebt, wäre er danach losgelaufen, um sich endgültig in Sicherheit zu bringen. Durch das Bereitstellen von Energie, deren anschließende Entladung und die folgende Erholungsphase lebte der Urmensch in einem physiologisch sinnvollen und ausgeglichenen Rhythmus. Die Bedrohung und die Reaktionen des Körpers waren aufeinander abgestimmt, seine Reaktionen der Situation angemessen. Die Angst spielte dabei eine überlebenswichtige Rolle: Sie machte ihn wachsam und schützte ihn davor, getötet zu werden.

Auch heute noch reagieren wir auf konkrete oder vermeintliche Gefahren nach einem der drei beschriebenen Grundmuster. In Stresssituationen wird unser Körper in Alarmbereitschaft versetzt, das heißt, wir werden dafür fit gemacht, anzugreifen oder wegzulaufen. In der modernen Industriegesellschaft sind wir in der Regel allerdings Belastungssituationen ausgesetzt, in denen es nicht möglich ist, mit Angriff oder Flucht zu reagieren, obwohl unserem Körper genau für diese Reaktionen die notwendige Energie zur Verfügung gestellt wird. Die meisten dieser alltäglichen Belastungssituationen sind nicht mehr lebensbedrohlich. Unsere Reaktionen passen nicht mehr zur Situation. Bei einem Konflikt mit dem Chef am Arbeitsplatz zum Beispiel macht es wenig Sinn, gegen diesen körperlich zu kämpfen oder aus dem Büro zu fliehen. Stattdessen müssen wir »vernünftig« und sozial angepasst reagieren. Wir werden vielleicht verbal aggressiv (Angriff) oder vermeiden eine Auseinandersetzung, indem wir sagen, dass uns das alles nicht interessiert (Flucht). Der evolutionär festgelegte Totstellreflex zeigt sich zum Beispiel in der Schrecksekunde, in der wir unfähig zu einer Reaktion, sozusagen starr vor Angst sind. Die für einen physischen Einsatz bereitgestellte Energie wird im besten Fall nach der Bürotätigkeit durch Sport abgeleitet, im schlechteren Fall bekommen sie die Familie oder Freunde des Betroffenen durch aggressives Verhalten ab.

Wie Ängste in einer solchen Situation entstehen, erklärt die Psychologie mit dem Zweifaktoren-Modell nach Mowrer. Der Chef brüllt, das löst Angst beim Angestellten aus. Später löst schon alleine der Anblick des Chefs die Angst aus. Das ist eine klassische Konditionierung. Wird dann die Begegnung mit dem Vorgesetzten so oft wie möglich vermieden, fühlt sich die Person besser, die Angst wird reduziert. Das ist die sogenannte operante Konditionierung. Kommt es zu einer zunehmenden Vermeidung, und die Person geht aus Angst vor dem Chef etwa an manchen Tagen nicht mehr zur Arbeit, wird die Angst immer größer. Eine für die Psyche des Angestellten gesündere Reaktion ist es, sich dem Vorgesetzten auch weiterhin zu stellen, ihm sachliche Argumente zu liefern und sich gegen sein gegebenenfalls ungerechtfertigtes Anschreien zu wehren.

Gelingt uns die Anpassungsleistung nicht (mehr), das heißt, durchlaufen wir nicht mehr alle Phasen des Angstreiz-Reaktions-Mechanismus, oder werden wir aufs Neue gefordert, ohne uns ausreichend erholt zu haben, schaltet unser Körper auf Daueralarm. Wir reagieren so, als seien wir ständig von Raubtieren umgeben. Dauert dieser Zustand zu lange an, erschöpft sich unsere Widerstandskraft, und wir sind nicht mehr in der Lage, uns in ähnlichen Situationen angemessen zu verhalten.

Die gefühlt ständig gewachsene Gefahr von Anschlägen seit 2015 und die massiv gestiegene Angst vor Terror führen zu einer schleichenden Daueraktivierung des am Beispiel des Urmenschen beschriebenen Mechanismus. Dieser kann zum Beispiel auch durch die Medien ausgelöst werden, die so häufig von Katastrophen und Anschlägen berichten, dass wir den Eindruck bekommen, diese hätten stark zugenommen, obwohl es dafür keine statistischen Belege gibt. Bei sehr vielen Menschen entsteht das Gefühl des Bedrohtseins, ohne einem Attentäter oder Terroristen jemals begegnet zu sein. Es führt zu einem mulmigen Grundgefühl, zu erhöhter Wachsamkeit und vermehrtem Misstrauen sowie zu einer wachsenden Angespanntheit. Da diese Gefühlslage bei vielen Menschen vorhanden ist, sprechen wir von kollektiven Ängsten. Kollektive Ängste sind Ängste vor Dingen, die nicht uns als Einzelnen bedrohen und die wir auch nicht allein überwinden können. Das entscheidende Merkmal einer kollektiven Angst ist, dass wir es mit einer unkonkreten Bedrohung zu tun haben, die viele betrifft und gegen die wir nicht gezielt angehen, mit der wir uns nicht unmittelbar auseinandersetzen können.

Bei vielen Menschen entstehen Ängste, weil sie die Übersicht über technische und gesellschaftliche Entwicklungen verloren haben und ihr Sicherheits- beziehungsweise Kontrollbedürfnis verletzt ist. Im Gegensatz zu konkreten Gefahrensituationen gibt es keinen greifbaren Gegner, gegen den wir kämpfen könnten. Trotzdem spielen sich in unserem Körper weitgehend die gleichen Aktivierungsprozesse ab wie etwa beim Angriff eines Säbelzahntigers, nur dass die Reaktion darauf langsamer abläuft. Das Besondere an kollektiven Ängsten besteht darin, dass viele Menschen sie lange Zeit nicht bei sich wahrnehmen. Denn sie entwickeln sich langsam und schleichend. Oder aber wir wollen sie uns nicht eingestehen, sei es weil solche eher diffusen Ängste nicht zu unserem Selbstbild passen, sei es weil sie nicht mit unseren Überzeugungen in Einklang zu bringen sind.

Klar unterscheiden muss man »normale« Angstreaktionen von einer Angsterkrankung. Die Angst vor Terror oder rechtsradikaler Gewalt führt nicht unbedingt zu einer Angsterkrankung, kann auf eine vorhandene Angststörung allerdings eine verstärkende Wirkung haben.

Krank vor Angst: Angststörungen

Wenn Angst zur Krankheit wird, spricht man in der Psychologie von einer Angststörung. Mit dieser Art von Erkrankung haben sehr viele Menschen mindestens einmal im Laufe ihres Lebens zu tun. Angststörungen zählen zu den am häufigsten auftretenden psychischen Erkrankungen. Rund jeder sechste Deutsche ist im Laufe eines Jahres von krankhafter Angst betroffen, ergab eine Studie des Robert-Koch-Instituts aus dem Jahr 2013 (*www.degs-studie.de*), darunter mehr Frauen als Männer. Wie wir inzwischen wissen, sind Angststörungen jedoch gut behandelbar.

Von Flugangst hat vermutlich jeder schon einmal etwas gehört. Dabei handelt es sich um eine sogenannte spezifische Phobie. Diese Phobien sind die am meisten verbreitete Angsterkrankung. Etwa jeder zehnte Mensch in unserem Land ist mindestens einmal im Leben davon betroffen. Bei einer spezifischen Phobie hat man krankhafte Angst vor ganz bestimmten Objekten oder vor Situationen wie Donner, Spinnen, Spritzen, Dunkelheit oder Höhe. Die Zahl der möglichen Angstauslöser ist riesig, und viele der Ängste haben wir, wie die Furcht vor bestimmten Tieren oder vor Höhe, von unseren Urahnen »geerbt«.

Vier Prozent der Deutschen haben mit einer Agoraphobie zu kämpfen. Sie haben Angst, das eigene Haus zu verlassen, Geschäfte oder Kinos zu betreten, sich an öffentlichen Plätzen aufzuhalten oder alleine in Zügen, Bussen oder Flugzeugen zu reisen. Für sie sind alle Situationen angstauslösend, aus denen sie nur mit viel Aufwand (Kino) oder gar nicht (Flugzeug) herauskommen und in denen man nur äußerst schwierig Hilfe von außen bekäme, sollte etwas passieren, wie zum Beispiel ein (unwahrscheinlicher) Herzinfarkt. Diese Phobie schränkt die Bewegungsfreiheit der Betroffenen stark ein, manche verlassen das Haus gar nicht mehr.

Kritische, prüfende Blicke anderer Menschen oder peinliche Situationen sind niemandem angenehm. Für Menschen mit einer sozialen Phobie aber sind sie schlicht unerträglich. 2,7 Prozent der Deutschen haben krankhafte Angst davor, zum Beispiel bei einer Geburtstagsfeier oder einer Hochzeit eine Rede zu halten, bei einer Veranstaltung mit fremden Menschen zu sprechen oder in der Kantine mit den Kollegen gemeinsam zu essen. Ich denke, dass wir in Zukunft zunehmend mit dieser Angststörung zu tun haben werden. Den Grund dafür sehe ich in unserem Handynutzungsverhalten: Die meisten Menschen schauen nur noch auf ihr Smartphone, anstatt auf ihr Gegenüber. Das hält sie davon ab, sich auch mal zu überwinden und jemanden anzusprechen oder ihm richtig in die Augen zu sehen. Vor allem Jugendliche lernen nicht mehr, die für dieses Alter typische soziale Unsicherheit zu überwinden.

Wer rund um die Uhr von krankhaften Sorgen gequält wird, leidet unter einer generalisierten Angststörung. Diese psychische Erkrankung attestieren die Forscher vom Robert-Koch-Institut 2,2 Prozent der Deutschen. Dabei beschränkt sich die Angst nicht auf bestimmte Situationen. Es handelt sich eher um eine grundsätzlich sorgenvolle Haltung, die von Symptomen wie körperlicher Unruhe, Konzentrationsschwierigkeiten, Nervosität, Herzklopfen, Zittern, Schwindel, Unfähigkeit sich zu entspannen oder Schwitzen begleitet wird. Die Betroffenen befürchten zum Beispiel, dass sie selbst oder ein Angehöriger erkranken oder verunglücken könnten oder den Job verlieren. Diese Angsterkrankung entwickelt sich meist bei Menschen mit einer unsicheren und ängstlichen Persönlichkeit.

Bei zwei Prozent der Deutschen lautet die Diagnose Panikstörung, das heißt sie werden von wiederkehrenden, unvorhersehbaren schweren Angstattacken heimgesucht. Panikattacken treten oft in Verbindung mit anderen Angsterkrankungen auf. Diese Attacken beginnen überfallartig mit Symptomen wie Herzklopfen, Atemnot, Schwindel oder Brustschmerz und sind fast immer verbunden mit der Furcht zu sterben, total die Kontrolle zu verlieren oder gar wahnsinnig zu werden. Entstehung und Aufrechterhaltung der pathologischen Angst sind, wie schon erwähnt, mit dem Zweifaktoren-Modell zu erklären. Die vielleicht aufgrund eines Infekts verstärkt wahrgenommenen, aber eigentlich ungefährlichen Symptome wie Herzrasen, Atemnot und Schwindel werden als gefährlich interpretiert. Obwohl Panikanfälle nicht an bestimmte Situationen geknüpft sind, verbinden die Betroffenen sie oft mit den Orten, an denen sie erstmals auftraten. Hat etwa jemand die erste Panikattacke in einer Kirche erlebt, wird er Kirchen künftig meiden, weil sich im Kopf festgesetzt hat, das sei ein gefährlicher Ort. Durch diese Vermeidung wird die Störung dauerhaft aufrechterhalten. Wer unter diesen Angststörungen leidet, sollte psychotherapeutische Hilfe in Anspruch nehmen. Sie sind mit Verhaltenstherapie gut behandelbar.

Angststörungen muss man eindeutig von einer Traumastörung trennen. Unter Trauma verstehen wir in der Psychologie außergewöhnlich belastende Ereignisse oder Situationen, in denen Todesangst erlebt wird. Entweder ist das eigene Leben direkt in Gefahr oder, wie zum Beispiel bei einer Vergewaltigung, die eigene körperliche Unversehrtheit schwer bedroht. Auch als Zeuge eines solchen Ereignisses kann man ein Trauma erleiden. In einer traumatisierenden Situation erlebt man außerdem das Gefühl der totalen Hilflosigkeit und des Kontrollverlustes, man hat den Eindruck, die Situation nicht mehr handhaben zu können und ihr vollkommen ausgeliefert zu sein.

Nicht alle Menschen entwickeln nach einer traumatisierenden Situation eine posttraumatische Belastungsstörung. Manche kommen mit solchen schweren Erlebnissen relativ gut zurecht. Sie sind nur kurze Zeit erschüttert und kommen dann nach einer Zeit von einigen Tagen bis zu vier Wochen wieder in einen ausgeglichenen Zustand. Andere Menschen sind tatsächlich schwer betroffen und entwickeln eine Traumafolgestörung.

In einer traumatisierenden Situation sind die kognitiven Prozesse sehr eingeschränkt. Man nimmt das Geschehen wahr, kann es aber nicht verarbeiten. Wie wir in der Traumatherapie wissen, speichert der Körper jedoch alles. All diese Erfahrungen der Ohnmacht, der Hilflosigkeit, des Schmerzes, des Kontrollverlustes. Der Körper reagiert dann bei den Triggerreizen, also bestimmten Geräuschen, Gerüchen, Bildern, Situationen, die ihn daran erinnern, immer wieder mit dem oben bestimmten Angst-Mechanismus.

Die Symptome, die sich bei Traumatisierten nach dem traumatischen Erlebnis entwickeln, sind zum einen starke

Intrusionen, das heißt Wiedererleben des Ereignisses. Wer beim Amoklauf in München erlebt hat, wie Menschen erschossen wurden und Todesangst hatte, hat die Bilder vom Täter, der um sich schoss, immer wieder vor Augen. Er sieht Leichen, Verletzte, schreiende Menschen. Zum anderen stehen traumatisierte Menschen ständig unter großer körperlicher Anspannung und sind sehr schreckhaft. Sie haben etwas Furchtbares erlebt und halten die Gefahr, dass wieder etwas Schlimmes passiert, für äußerst hoch. Das dritte Symptom ist die Vermeidung. Traumatisierte versuchen alles zu vermeiden, was sie an das Ereignis erinnert, um sich nicht wieder so schlecht zu fühlen.

Ich hatte einmal einen Patienten, der bei Rot über die Ampel gelaufen war und von einem Motorrad angefahren wurde. Er durchlebte immer wieder die Situation, wie er das Motorrad auf sich zurasen sieht und dann durch die Luft geschleudert wird. In der Therapie sagte er, er habe extreme Angst, dass wieder etwas passieren könnte. Wir sind dann zusammen in die Stadt gegangen, und mir fiel auf, dass er an Fußgängerampeln und auf Zebrastreifen extreme Schwierigkeiten hatte, die sich sogar auf seine Bewegungen auswirkten. Die schienen wie blockiert zu sein. Auf die Frage, warum er selbst bei Ampeln und Zebrastreifen so angespannt sei, sagte er, er glaube, die Autos und Motorräder würden nicht anhalten, sondern ihn anfahren. Auf meine Frage, wie hoch er denn die Wahrscheinlichkeit einschätze, dass er noch mal angefahren wird, antwortete er, wenn der Fahrer es eilig habe, würden bestimmt 70 bis 80 Prozent der Autofahrer einfach durchbrettern. Eine vollkommen irrationale Einschätzung. Da kann man sich vorstellen, unter welcher Angst der Mann lebt, dass das wieder passiert. Und mit dieser Angst kann er sich natürlich nicht normal im Straßenverkehr bewegen.

In der Therapie konnten wir die Symptome seiner

posttraumatischen Belastungsstörung mit verhaltenstherapeutischen Methoden ganz gut beeinflussen. Vollkommen geht die Angst nie weg, eine Befangenheit bleibt, aber nach der Therapie ging es dem Mann wieder deutlich besser, und er konnte sich sichtlich freier im Straßenverkehr bewegen. Man kann sich allerdings vorstellen, was in seinem Kopf passierte, als er im Fernsehen die Bilder von dem Anschlag mit dem LKW in Nizza sah. Da fährt einer bewusst Menschen um, genau das, was er sich vorher immer vorgestellt hat. Da sind bei dem Mann fast alle Therapieerfolge wieder zusammengebrochen. Für Menschen, die Verkehrsunfälle erlebt haben, waren die LKW-Anschläge von Berlin und Nizza ein ganz besonderes Horrorerlebnis.

Gibt es ein kollektives Trauma?

Als in den Medien die Wirkung der Anschläge in Paris und Nizza, des Amoklaufs in München und anderer schlimmer Ereignisse auf die Gesellschaft diskutiert wurde, war häufig von einem »kollektiven Trauma« die Rede. Mir als Traumatherapeut ist es wichtig, diesen Ausdruck richtig einzuordnen. Ich bin sehr gegen die vorschnelle und inflationäre Verwendung des Begriffes Trauma. Ich glaube aber tatsächlich, dass nach bestimmten Ereignissen ein kollektives Trauma zu beschreiben ist. Allerdings muss man dieses Phänomen genau definieren. Ein kollektives Trauma ist nicht das Gleiche wie ein Trauma bei einem einzelnen Menschen. Die Symptomatik und die Folgen lassen sich nicht eins zu eins auf Hunderttausende Bewohner einer Stadt oder einer Region übertragen.

Den Begriff »kollektives Trauma« benutzt man zum Beispiel bei Massenvergewaltigungen oder bei Verbrechen wie denen zur Zeit der Militärdiktatur in Argentinien von 1976 bis 1983, als Tausende Oppositionelle einfach verschwanden und, wie wir später erfuhren, über dem offenen Meer aus einem Hubschrauber herausgestoßen wurden. Das sind extreme Ereignisse, von denen eine sehr große Gruppe von Menschen betroffen ist. Für den Amoklauf in München zum Beispiel lässt sich das nicht sagen. Ich würde München aber durchaus als eine Vorstufe davon bezeichnen und es eine kollektive schwere Belastung und auch kollektive Verunsicherung nennen. Genauso ordne ich den Anschlag auf den Berliner Weihnachtsmarkt ein. Bei Paris ist das anders. Angesichts der vielen Toten nach dem Anschlag vom November 2015 ist »kollektives Trauma« nach meiner Einschätzung leider die richtige Wortwahl.

Wichtig ist auch zu wissen: Kollektives Trauma bedeutet nicht, dass jeder, der davon betroffen ist, im klassischen Sinne traumatisiert ist. Man muss nicht unbedingt die Kriterien einer posttraumatischen Belastungsstörung erfüllen, um als traumatisiert zu gelten, sondern man muss »nur« direkt von dem Ereignis betroffen sein. Beim Grubenunglück von Borken beispielsweise haben wir folgende Definition angewandt: Jeder gilt als betroffen, der irgendwie mit der Grube zu tun hatte, etwa weil Angehörige oder Freunde dort arbeiteten. Betroffene waren damit auch alle Einwohner des Ortes, in dem es plötzlich so viele Tote gab. Und das, obwohl nicht alle die Kriterien einer posttraumatischen Belastungsstörung erfüllten. All diese Menschen waren wie unter einer Glocke. Das habe ich später, 2002 in Erfurt nach dem Amoklauf an dem Gymnasium auch wieder erlebt. Ich weiß noch, wie es war, als ich das erste Mal in die Stadt kam. Da konnte man wirklich spüren, wie über allem eine bleierne Schwere lag. Nach nur einem Tag dort war ich, als ich abends nach Hause kam, richtig erschlagen von dieser belastenden Atmosphäre. Und so blieb es lange Zeit. Man spürte diese Schwere in jedem Geschäft, bei jedem Gespräch auf der Straße, in der Straßenbahn, wohin man auch kam.

Man muss also vorsichtig mit dem Begriff kollektives Trauma umgehen. Auch wenn jedes schreckliche Ereignis natürlich Spuren in einer Gemeinschaft hinterlässt und, wie bei den Terroranschlägen der vergangenen Zeit, in der ganzen Gesellschaft.

Der gestiegene Angstpegel

Der Angstpegel in unserem Land ist, das lässt sich aus der R+V-Studie zu den Ängsten der Deutschen ablesen, auf den höchsten Stand seit 25 Jahren gestiegen. Wie stark die Angst bei jedem Einzelnen von uns ausgeprägt ist und ob sich daraus Angststörungen entwickeln können, lässt sich nicht generalisieren. So führen die derzeit größten Ängste wie jene vor Terror, vor den Folgen der Flüchtlingskrise und vor politischem Extremismus bei jedem zu anderen Reaktionen. Wenn jemand Angst vor dem Autofahren hat, generell Risiken scheut, immer besorgt ist, dass den Liebsten etwas Schlimmes zustoßen könnte, wirkt sich die momentan existierende Bedrohungssituation in jedem Fall angstverstärkend aus. Diese Menschen sind, das lässt sich genau beobachten, viel sensibler für die aktuelle Entwicklung und reagieren darauf schneller und heftiger.

Aber es trifft durchaus nicht nur die von Haus aus Ängstlichen. Ich habe mich mit mehreren Kolleginnen und Kollegen unterhalten, die ich bisher als sehr angstfreie Personen erlebt habe. Auch sie berichteten mir, dass sie, ähnlich wie ich selbst, durch die Ereignisse und Entwicklungen seit 2015 insgesamt misstrauischer und angstvoller geworden sind. Tatsächlich stellen viele Menschen, mit denen ich in den vergangenen zwei Jahren gesprochen habe, Veränderungen ihrer Reaktionen und ihres Verhaltens in teilweise alltäglichen Situationen fest. Die einen erleben unerwartete Schreckmomente, die sie sich vorher nicht hätten träumen lassen, bei anderen werden alte Wunden aufgerissen, manche fühlen sich von sorgenvollen oder ängstlichen Gedanken dauerhaft belastet, und bei wieder anderen verschlechtert sich die schon vorher von Ängsten belastete psychische Verfassung. Exemplarisch möchte ich an dieser Stelle die verschiedenen Gesichter der Angst beschreiben und Geschichten von Menschen erzählen, deren Erlebnisse, Empfindungen und Probleme meiner Erfahrung nach typisch sind für das, was viele Menschen in Deutschland momentan belastet und beschäftigt.

Der Angst-Turbo

Für Menschen mit einer Angstvorgeschichte stellen die jüngsten Ereignisse und Entwicklungen in Deutschland eine enorme zusätzliche Belastung dar. Die dadurch ausgelösten Ängste sind für sie besonders schwer zu bewältigen. Maria, eine Patientin von mir, ist dafür ein typisches Beispiel. Sie schilderte sich zu Beginn der Therapie als instabil, erschöpft und schwach. Ihre eigenen Worte waren: »Ich schaffe es nicht, es ist zu viel. Mein Körper und meine Systeme lassen mich im Stich.« Diese Aussage charakterisiert ihr Lebensgefühl.

Maria leidet unter einer generalisierten Angststörung und unter Panikattacken. Bei einer Unterleibsoperation vor einigen Jahren hat die Narkose nicht richtig gewirkt. Seither löst das Gefühl des Wegdämmerns beim Einschlafen, das sie an die Narkose erinnert, bei ihr Panikanfälle aus. Aufgrund ihrer generalisierten Angststörung ist sie außerdem mehr oder weniger pausenlos in Sorge. Sie sorgt sich um ihre gesamte

Lebenssituation, ihren Mann, die finanziellen Verhältnisse, ihre Gesundheit, vor allem aber um ihre Kinder. Dauernd malt sie sich aus, welche schlimmen Sachen den Kindern zustoßen könnten: Sie könnten einen Unfall haben, wenn sie über die Straße gehen, sie könnten entführt oder zusammengeschlagen werden, sich mit Gleichaltrigen streiten, in schlechte Kreise geraten. Dazu komme die große Angst, selbst einen Fehler zu machen und die Kinder dadurch zu gefährden. Sie müsse sich zum Beispiel wahnsinnig anstrengen, wenn sie mit den Kindern Auto fährt. Da säße ihr immer die Angst im Nacken, sie könnte etwas falsch machen oder eine Panikattacke bekommen und dann mit den Kindern verunglücken. Damit kriegt Maria auch Angst vor der Angst. Sie hat Angst, dass sie Angst bekommt, die Angst dann eine Panikattacke auslöst, und dann passiert den Kindern etwas. Und so steckt sie in einem verhängnisvollen Kreislauf fest.

All dies versetzt meine Patientin in einen angespannten, depressiven Zustand, aus dem sie sehr schwer herausfindet. Sie sagt klar und deutlich, sie könne ihr Leben gerade eben managen, mithilfe von Therapie, durch Sport, und weil sie ihre Angstreaktionen genau analysiert hat und einordnen kann. Durch die Therapie bekommt sie die Panikattacken inzwischen auch recht gut in den Griff. Aber sie sagt, es dürfe eben nichts Bedrohliches von außen dazukommen, dann würden ihre Systeme zusammenbrechen.

Für diese Frau haben die Entwicklungen der letzten zwei Jahre natürlich gravierende Folgen. Besonders belastend war für sie die Silvesternacht in Köln. Sie sagte mir, es sei ja jetzt richtig gefährlich, sich als Frau draußen zu bewegen. Dabei hatte sie nie Angst vor Männern, das war nicht ihr Problem. Aber jetzt wechselt sie die Straßenseite, wenn sie irgendwo drei oder vier ausländisch aussehende Männer stehen sieht, und hat sofort das Gefühl: »Meine Systeme lassen mich im

Stich.« Solch eine vergleichsweise harmlose Situation ist schon zu viel für sie und überfordert sie psychisch. Durch die Ereignisse der Silvesternacht ist sie wieder in ihre alten negativen Gedankenmuster geraten, die sie überall Gefahren vermuten lassen, trotz ihrer bisherigen Therapieerfolge.

Seit den Terroranschlägen bei uns und in den Nachbarländern und den Berichten über gesuchte oder im letzten Moment gefasste Terrorverdächtige wie im Oktober 2016 in Leipzig ist zudem Marias Angst um ihre Kinder wieder extrem groß geworden. Was dazu führt, dass sie wieder mehr kontrolliert und mehr verbietet, um die Kinder zu beschützen. Ihr Unsicherheitsgefühl ist so stark geworden, dass sie am liebsten überhaupt kein Risiko mehr eingehen würde.

Solche Fälle sind schon immer schwierig gewesen. Die Patienten müssen sehr viel an sich arbeiten, um sich aus diesem Teufelskreis zu befreien. Durch die aktuelle Lage in Deutschland ist das für sie noch schwerer geworden. Menschen mit einer generalisierten Angststörung leiden ja häufig unter irrealen Ängsten oder besser Falschinterpretationen ihrer Symptome. In der Therapie lernen sie, damit umzugehen, indem sie sich zum Beispiel bestimmte Sätze sagen, wie: »Ich bin untersucht worden, mein Herz ist okay. Das ist normal, 80 Prozent der Menschen haben ab und zu mal einen Herzstolperer, das geht vorbei.« Das ist ein langer, schwieriger Prozess, aber erfolgreich. Heute, so mein Eindruck, ist es noch beschwerlicher für diese Patienten, weil neue Ängste dazukommen. Die Gefahr von Terroranschlägen oder rechtsradikaler Gewalt etwa ist ja de facto größer geworden. Das allgemeine Anspannungsniveau dieser Menschen ist dadurch gestiegen, und es ist viel schwerer für sie geworden, sich selber wieder herunterzuregulieren.

Dass sich die jüngsten Ereignisse nicht wie vieles andere, was so um uns herum passiert, einfach beiseiteschieben lassen, sondern fest in unseren Köpfen sitzen und unser Denken und Verhalten beeinflussen, zeigt die Geschichte, die mir eine Frau diesen Sommer erzählte: Sie sei auf einer wenig befahrenen Strecke mit dem Regionalexpress gefahren. An jeder Station stiegen Leute ein und aus. Irgendwann saß außer ihr nur noch eine Gruppe jugendlicher Flüchtlinge im Waggon. Sie empfindet sich als selbstbewusste, weltoffene, aufgeschlossene Frau. Trotzdem kamen sofort Gedanken in ihr auf, wie »Was ist, wenn die irgendwas geplant haben? Wenn jetzt irgendwas passiert? Oder wenn die einen Anschlag abgesprochen haben?«

An der nächsten Station stiegen drei junge Männer aus der Region zu, und sie merkte, wie sie sich entspannte. Im nächsten Augenblick fühlte sie sich regelrecht ertappt. Wie konnte das sein, dass sie solche Vorurteile im Kopf hatte? Dass sie Angst vor ausländischen Jugendlichen hat? In unserem Gespräch sagte sie: »Ich finde die Reaktion von mir schrecklich! Aber sie war einfach so.« Eine Aussage, wie ich sie so oder ähnlich jetzt oft von Menschen höre. In bestimmten Situationen haben sie plötzlich ein Gefühl von Bedrohung, das sie eigentlich gar nicht haben wollen. Und sie merken, wie sie in eine Pauschalisierung geraten: Arabisch aussehende Männer bedeuten Gefahr. Man spürt, dass Reaktionen bei einem ablaufen, die man nicht bewusst beeinflussen kann. Mit dem Kopf steuert man dann zwar dagegen, aber irgendwie funktioniert das nicht. Die Angstreaktion setzt von allein ein. Solche Erlebnisse kenne ich auch von mir selbst.

Aus psychologischer Sicht handelt es sich hier um ganz normale sogenannte Reiz-Reaktions-Verbindungen. Wir sehen, hören und lesen von einem Anschlag eines jugendlichen Flüchtlings, in diesem Fall dem von Würzburg im Regionalzug, und in uns läuft eine psychische und körperliche Reaktion ab. Psychisch: »Oh wie furchtbar!« und Angstgefühle. Körperlich: Anspannung, Atemstocken, Kloß im Hals, Herzklopfen und Ähnliches. Später ist der Anblick eines jugendlichen Flüchtlings an diese Reaktion gekoppelt, häufig nur in abgeschwächter Form, und es wird lediglich ein Gefühl des Unbehagens hervorgerufen.

Wie sehr negative Erlebnisse solche unerwarteten Ängste und Reaktionen, die man eigentlich ablehnt, verstärken und wie sie das Leben eines Menschen verändern können, zeigte mir die Geschichte von Rolf. Der Optiker lebt in einer norddeutschen Großstadt und erzählte mir eine ganze Reihe von Ereignissen, bei denen er Negativerfahrungen mit Männern aus nordafrikanischen und nordarabischen Ländern gemacht hat. Eines davon hat ihn besonders erschüttert: Er geht regelmäßig ins Schwimmbad und besucht dort jedes Mal nach dem Schwimmen die Sauna. Bei einem dieser Besuche sieht er, wie ein Mann mit arabischem Aussehen mit seinem Kind zu einem Bereich geht, der für Saunagäste reserviert ist. Rolf spricht den Mann an und macht ihn darauf aufmerksam, dass die Saunagäste dort unbekleidet sind und dass das vielleicht nicht ganz passend für ein Kind sei. Die Antwort des Mannes versteht der ältere Herr wegen seiner Schwerhörigkeit nicht richtig. Er bittet den Mann, seine Antwort zu wiederholen und etwas deutlicher zu sprechen. Als dieser daraufhin beleidigend wird, ist Rolf verärgert und sagt, er würde es dem Bademeister melden, wenn der Mann sich in der Sauna ungebührlich verhält. Dessen Antwort: »Wenn du das machst, schlage ich dir den Kopf ab.«

Dieses Erlebnis, sagt Rolf, habe unglaubliche Angst in ihm

ausgelöst. Er könne gar nicht genau sagen, warum ihn das so besonders getroffen habe, aber nach mehreren Negativerlebnissen sei das endgültig zu viel gewesen. Seither hat er sein Leben total verändert. Er geht Männern mit nordafrikanischem und nordarabischem Hintergrund konsequent aus dem Weg und versucht, die Gegenden zu meiden, von denen er weiß, dass sich dort viele Migranten aus den entsprechenden Regionen aufhalten. Solch ein Verhalten läge ihm eigentlich überhaupt nicht, sagt er. Er sei bestimmt kein Ausländerfeind oder Rassist. In seinem Optikgeschäft habe er mehrere Angestellte mit Migrationshintergrund, mit denen er blendend zurechtkomme. Aber er merke, dass er immer ängstlicher und angespannter werde und dass sich bei ihm etwas im Kopf festsetze, was er gar nicht will, nämlich ein Vorurteil gegen Menschen mit Migrationshintergrund. Er ist ein gebildeter, reflektierter Mensch und weiß genau, dass nicht alle Migranten mit nordafrikanischen und nordarabischen Wurzeln aggressiv oder gefährlich sind, sondern nur ein paar wenige. Trotzdem stelle er fest, dass er sofort mit Angst reagiert, sobald er Menschen mit einem solchen Hintergrund sieht. Und dass seine Reaktion, obwohl er das gar nicht will, genauso heftig ausfällt wie damals bei dem Mann im Schwimmbad.

Angst vor politischer Radikalisierung und rechten Gewalttaten

Am Beispiel von Sofía, einer 69-jährigen Griechin, wurde mir klar, welche Belastungen viele der schon vor Jahrzehnten zu uns gekommenen Migranten in sich tragen und welche Ängste durch die Flüchtlingskrise und das Zunehmen von politischer Radikalisierung und fremdenfeindlicher Gewalt in Deutschland bei ihnen wachgerufen werden.

Sofía wohnt in einer deutschen Großstadt und verbringt die Sommermonate fast immer in ihrer alten Heimat, der griechischen Insel Lesbos. Dort erlebte sie 2015, wie täglich Hunderte Flüchtlinge in Schlauchbooten ankamen. Sie beobachtete die teils dramatischen Szenen mit großer Anteilnahme und versuchte gemeinsam mit anderen Inselbewohnern, das Leid der Flüchtlinge durch Kleider- und Essensspenden zu lindern, obwohl sie aufgrund der andauernden Krise in Griechenland selbst nicht viel haben.

Über die empfundene Empathie hinaus wurden bei Sofía durch das Leid der Flüchtlinge viele schmerzliche Erinnerungen aus ihrer eigenen Familiengeschichte geweckt. Mit Tränen in den Augen erzählte sie mir, dass Lesbos vor 90 Jahren schon einmal der Ort war, an dem Tausende von Flüchtlingen ankamen, die wie die heutigen alles verloren hatten. Unter ihnen war ihre Mutter gewesen. Sie war in den 1920er Jahren zusammen mit Hunderttausenden Griechen aus Kleinasien vertrieben worden. Auf Lesbos wollte niemand die Neuankömmlinge haben, besonders da damals in ganz Griechenland eine Hungersnot herrschte und die Menschen kaum jemanden zusätzlich versorgen konnten. Unter härtesten Bedingungen bauten die Flüchtlinge sich ein neues Leben auf.

Sofía selbst wuchs in großer Armut auf. Ihr Vater war als kommunistischer Partisan nach dem Bürgerkrieg hingerichtet worden, die Familie war daraufhin geächtet und vollkommen mittellos. Wie jedes Mädchen im Dorf träumte Sofía von einem reichen Mann, für sie alle die einzige Chance auf eine gute Zukunft. Als Sofía 16 Jahre alt war, wurde das erste Hotel am Strand gebaut, und die ersten Touristen kamen nach Lesbos. Sie lernte einen deutschen Studenten kennen, der sich in sie verliebte und sie heiraten wollte. Für die Auswanderung zu dem »reichen Mann« nach Deutschland benötigte Sofía einen Pass. Den bekam sie erst ausgestellt, nachdem sie unterschrieben hatte, dass sie alles ablehnte, was der kommunistische Vater einst gemacht hatte, und sich im Ausland nicht politisch betätigen würde. Sofía empfand das als schlimme Demütigung und Ungerechtigkeit. Sie hatte ein Gefühl von Minderwertigkeit, verbunden mit dem Eindruck, ihren Vater verraten zu haben. Das quält sie bis heute.

Schon bei der Hochzeit reagierte Sofías Körper auf diese inneren Konflikte, bei der Zeremonie brach sie ohnmächtig zusammen. Derartige Ohnmachtsanfälle wiederholten sich später. In Deutschland hatte sie in den ersten Jahren kein einfaches Leben. Der reiche Mann entpuppte sich als mittelloser Student, der bei seinen Eltern in sehr einfachen Verhältnissen lebte. Sofía musste schlecht bezahlte Arbeiten annehmen und den Lohn bei den Schwiegereltern abgeben. Als sie endlich etwas mehr verdiente, konnte sie mit ihrem Mann ausziehen und finanzierte dessen Studium. Sie bekam zwei Kinder, und als der Mann endlich über gute Einkünfte verfügte, zerbrach die Ehe. Für Sofía war das der Start in ein selbstbestimmtes Leben. Sie engagierte sich gegen soziale Ungerechtigkeit und fand ihre politische Heimat in linken Gruppen, die in ihr eine ideale Repräsentationsfigur für ihre revolutionären Ideen sahen. Sie hatte das Gefühl, im Sinne ihres Vaters zu handeln und damit ihre Schuldgefühle zu lindern. Sofía bildete sich fort, machte Schulabschlüsse und absolvierte eine Ausbildung zur Erzieherin. Bald wurde ihr klar, dass sie sich im demokratischen Deutschland mit seinem von ihr hoch geschätzten Grundgesetz sehr gut aufgehoben fühlte und sich nicht länger von politischen Gruppen instrumentalisieren lassen wollte. Sie machte sich für sozial benachteiligte Kinder stark und leistet seit über 30 Jahren eine sehr wertvolle Arbeit in Kindertagesstätten. Sie ist erneut und diesmal glücklich verheiratet mit einem deutschen Mann und erfreut sich ihrer voll integrierten Kinder und Enkel.

Ausgelöst durch rechtsradikale Anschläge auf Flüchtlingsheime wie in Hamburg, Bautzen oder Wertheim geriet Sofía in eine psychische Krise. Sie erlitt Panikanfälle mit Schwindel und Schwächegefühlen. Als sie im Fernsehen Berichte über solche Anschläge sah oder Bilder wie die des schreienden Mobs, der in einem Dorf bei Chemnitz einen Bus mit Asylsuchenden attackierte, sei bei ihr das alte Gefühl aktualisiert worden, sich wertlos zu fühlen, nicht gewollt zu sein, für die anderen nur eine Belastung darzustellen.

Sie fühle sich den Flüchtlingen sehr verbunden, sagt sie, vor allem, weil viele von ihnen über ihre Heimatinsel nach Deutschland gekommen sind. Sie selbst habe in Deutschland ihre neue Heimat gefunden, sei stolz darauf, wie hier Flüchtlingen geholfen wird, in die sie sich aufgrund ihrer eigenen Geschichte so gut hineinversetzen kann. Doch nun breche alles zusammen. Sie sei von Angst erfüllt, wenn sie in die Gesichter der Menschen schaut, die auf Pegida-Demonstrationen »Wir sind das Volk!« brüllen. Ihre Ängste führen zu ernsten psychosomatischen Beschwerden wie Herzdruck und Schwächeanfällen, bei denen sie sich kaum auf den Beinen halten kann und die mehrere Tage andauern. Sie hat nicht mehr die Kraft, sich politisch zu betätigen, sondern das Gefühl, dass ihre Existenz, die sie sich mit so viel Mut und Energie über viele Jahre aufgebaut hat, ernsthaft bedroht ist.

Fremd im eigenen Land

Was mir vor allem in Gesprächen mit Männern häufig begegnet, ist der Satz »Ich fühle mich fremd im eigenen Land«. Ein Gefühl, das starke Verunsicherung auslöst.

So auch bei Karl, einem meiner Patienten. Ein Schlüsselerlebnis diesbezüglich hatte er während eines Urlaubs im

Schwarzwald. Er war dort in einer Gegend wandern, die er schon lange kennt. Auf dieser Wanderroute gibt es einen kleinen, altmodischen Gasthof, wo immer wenig los war und in dem er sich sehr wohlfühlte. Dort schien die Zeit ein wenig stehen geblieben zu sein, die Einrichtung war noch aus den 50er Jahren, und er fand es immer schön, dort eine Brotzeit zu essen und ein Bier zu trinken. Auch dieses Mal ging er wieder dorthin und musste feststellen, dass aus dem Gasthof mittlerweile ein Flüchtlingsheim geworden ist. Für Karl war das, als wäre ihm ein Stück Heimat genommen worden. Dieses Gasthaus hatte für ihn eine große emotionale Bedeutung und stand für Heimatgefühl, Geborgenheit, Entspannung. Jetzt war dort das für ihn Fremde zu Hause. Er sagte zu mir: »Was ist das? Ich fühle mich nicht mehr wie in meinem Land.« Damit war für ihn sozusagen das Fass übergelaufen. Schon zuvor hatte er etwa auf Bahnhöfen oder in der Fußgängerzone seiner Heimatstadt oft das Gefühl gehabt, als Deutscher in der Minderheit zu sein. Auf dem Frankfurter Hauptbahnhof beispielsweise sei die erste Frage einer jungen Frau, die um Geld bettelte, gewesen: »Entschuldigung, sprechen Sie Deutsch?«

Ein anderes Beispiel für dieses beunruhigende Gefühl von Fremdheit ist das eines Kollegen, der täglich über eine Stunde im Zug nach Frankfurt pendelt. Der sportlich durchtrainierte und selbstbewusste Mann berichtete mir, er habe oft das Gefühl, er sei fast der einzige Deutsche im Zug, wenn er abends nach Hause fahre. In letzter Zeit habe er sich immer wieder dabei ertappt, dass er sich Gedanken darum machte, was er tun könne, wenn ihm im Zug etwas passiere. Er sei ja dann »ganz allein«. Diese Situation sei relativ neu für ihn, und auch er benutzt den Satz: »Ich habe das Gefühl, das ist gar nicht mehr mein Land.«

Ich frage mich, ob das ein speziell männliches Problem sein könnte. Die Anzahl von ausländisch aussehenden Menschen im öffentlichen Raum hat sicherlich stark zugenommen. Da ich selbst viel in Deutschland unterwegs bin, fällt mir das vor allem auf Bahnhöfen besonders auf.

Alles Fremde macht uns naturgemäß zunächst einmal Angst oder verunsichert uns zumindest. Ein einfaches Beispiel dafür ist eine Situation, die wir alle kennen, nämlich die in einem Aufzug. Stellen Sie sich vor, Sie fahren alleine in einem Aufzug. Sie stehen in einer Ecke der Kabine und sind auf dem Weg vom Erdgeschoss in die 21. Etage. Im dritten Stock hält der Aufzug, und eine neue Person steigt ein. Mit ziemlicher Sicherheit stellt sich diese Person genau diagonal gegenüber zu Ihnen in die Kabine, also mit dem größtmöglichen Abstand. Im 14. Stockwerk hält der Aufzug erneut, und es steigen zwei weitere Menschen zu. Die Person aus dem dritten Stock rückt in die Nähe von Ihnen, Sie »kennen sich« ja bereits, um den Neuen Platz zu machen. Man fühlt sich fremd gegenüber den neu Ankommenden. Auf dem Weg bis in die 21. Etage können dann mehrere solcher Abgrenzungs- und Verbündungsprozesse ablaufen. Dieser Vorgang ist ganz normal und menschlich.

Doch das Phänomen erklärt die Problematik, dass vor allem Männer mir berichten, sie fühlten sich fremd im eigenen Land, nur zum Teil. Aus psychologischer Sicht ist es denkbar und sogar naheliegend, dass viele Männer sich durch die Anwesenheit vieler ausländischer Männer an einem ganz besonderen Punkt bedroht fühlen: Es ist die zumeist unbewusste Angst, dass im Kampf um die Frauen nun viele neue Konkurrenten dazugekommen sind. Die Konkurrenz mit den einheimischen Männern war schon groß, aber mit denen hat man sich immer noch irgendwie geeinigt. Nun sind viele neue, häufig junge, gut aussehende Männer da, die man nicht einordnen und mit denen man sich nicht einmal austauschen und verständigen kann. Das verstärkt bei vielen das Gefühl, sich nicht mehr wie im eigenen Land zu fühlen, in dem man die Spielregeln beim Werben um die Frauen kannte.

Wenn der Druck zu groß wird

Psychisch vorbelasteten Menschen macht die aktuelle Situation besonders zu schaffen. Meine Patientin Carina leidet schon länger an bestimmten Körperängsten. Sie hat immer wieder Angst, keine Luft oder zu wenig Luft zu kriegen. Hauptauslöser war wohl die schlimm verlaufene, von ihr als Tochter als sehr leidvoll erlebte Lungenkrebserkrankung der Mutter, während der diese schwere Atemprobleme hatte. Auch Carina hat bisweilen das ganz reale Gefühl, keine Luft zu bekommen.

In der Psychologie wissen wir, dass die Gedanken die Gefühle beeinflussen und der Körper wiederum mit Symptomen auf diese Gefühle reagiert. Wenn Sie sich mal hinsetzen und nur zehn Minuten lang intensiv denken: »Ich kriege kaum noch Luft«, dann bekommen Sie wirklich irgendwann kaum noch Luft. In Seminaren mache ich manchmal ein kleines Experiment: Ich stelle mehrere Teilnehmer in einer Reihe nebeneinander und bitte sie, die Augen zu schließen. Dann sollen sie sich zwei bis drei Minuten lang intensiv vorstellen, es ziehe sie nach hinten. Schon nach kurzer Zeit geraten die meisten tatsächlich aus dem Gleichgewicht und fangen an hin und her zu wanken und kippen teilweise richtig nach hinten, sodass sie einen Ausfallschritt machen müssen, um nicht umzufallen. Danach sollen sich alle noch mal hinstellen und die Augen schließen. Nun sollen sie sich vorstellen, sie seien ein dicker Baum mit tiefen Wurzeln, der fest im Boden verankert ist. Und siehe da, alle stehen kerzengerade da. Es ist frappierend, wie die Vorstellung unser Verhalten beeinflusst und unseren Körper dirigiert.

Das ist auch bei meiner Patientin so. Carina hat in vielen Situationen, zum Beispiel wenn sie mit ihrem Mann streitet oder die Kinder Stress machen, Angst, keine Luft zu bekommen. Dieses Gefühl löst eine starke innere Unruhe bei ihr aus, aus der sich in den vergangenen Jahren zunehmend Panikattacken entwickelt haben. Diese Panikanfälle assoziiert Carina, was typisch für diese Angsterkrankung ist, mit bestimmten Situationen. Als sie zum Beispiel zum ersten Mal in der U-Bahn einen Anfall bekam, hat sich bei ihr eine Verbindung hergestellt: »U-Bahn ist gefährlich, da bekomme ich keine Luft, also fahre ich keine U-Bahn mehr.«

Bei Panikattacken spielt, wie auch im vorher beschriebenen Fall meiner Patientin Maria, das Problem der Bewertung eine Rolle. Carina sagt sich, die U-Bahn ist gefährlich, da kriege ich keine Luft mehr. Bei Maria sind es bestimmte Körpersymptome, wie zum Beispiel Herzstolperer. Wenn sie auftauchen, meint sie, dass eine Panikattacke kommen könnte, und das löst dann sofort eine Alarmreaktion bei ihr aus. Menschen, die unter Panikattacken leiden, bewerten bestimmte Situationen oder Symptome als lebensgefährlich. Der Gedanke, »Achtung, das ist lebensgefährlich«, löst bei jedem von uns, wenn wir ihn nur intensiv genug denken, ein schlechtes Gefühl aus. Bei Menschen mit einer Panikstörung führt er zu einer Panikattacke.

Durch die jüngsten gesellschaftlichen Entwicklungen hat sich Carinas Situation weiter verschärft. Sie sagt, sie habe das Gefühl, in einem Trichter zu stecken, der immer weiter befüllt wird. Sie habe selbst schon so viele psychische Probleme, und jetzt kämen noch die Probleme in unserem Land dazu. Die Kollegen im Büro würden jeden Tag erzählen, wie schlimm und schwer alles ist. In den Gesprächen ginge es ständig um die vielen Flüchtlinge, was das alles kostet, wie man sich später mal die Pflege leisten soll, was passiert, wenn man in ihrem Alter den Job verliert. Dadurch habe sie das Gefühl, es werde alles immer enger. Die Luft wird für meine Patientin sprichwörtlich immer dünner.

Diese Frau ist für mich ein typisches Beispiel dafür, dass manche Menschen, die fragiler und dünnhäutiger sind als andere, die gesellschaftliche Situation, in der wir uns derzeit befinden, als große Belastung empfinden und als Druck, den sie nur schwer bewältigen können. Welche Möglichkeiten sich für diese Menschen bieten, mit dem Druck besser klarzukommen, schauen wir uns später an.

Sind Männer plötzlich eine Gefahr?

Das Sicherheitsgefühl vieler Frauen in Deutschland hat sehr unter den Ereignissen der Silvesternacht 2016 gelitten, in der vor allem Männer mit nordafrikanischem Hintergrund zahlreiche Frauen sexuell belästigt und missbraucht hatten. Seitdem sind viele auch zuvor selbstbewusste Frauen bei Begegnungen mit ausländischen Männern verunsichert und gehen ihnen, wenn möglich, aus dem Weg. Eine sehr dramatische Geschichte habe ich mit einem Team von Sozialarbeiterinnen erlebt. Diese Frauen betreuen in einer deutschen Großstadt Mädchen, die aus schwierigen sozialen Verhältnissen stammen. Eines dieser Mädchen wurde von mehreren minderjährigen Asylsuchenden vor einem Geschäft angesprochen, man kam ins Reden und tauschte Facebook-Adressen aus. Sie tranken Alkohol miteinander, der offensichtlich mit Medikamenten vermischt war, das Mädchen wurde willenlos und von ihnen gemeinsam vergewaltigt.

Für die Sozialarbeiterinnen, alle emanzipierte, stabile, wirklich tolle junge Frauen, die ihren Job mit Leidenschaft und großer Professionalität machen, war das ein extremer Schock. Sie wollten deswegen bei mir eine Supervision durchführen, eine Nachbearbeitung dieses sie alle emotional stark belastenden Ereignisses. Für diese Frauen ist eine Welt zusammengebrochen. Sie sind von ihrer grundsätzlichen Einstellung her sehr tolerant, aufgeklärt, ausländerfreundlich, mit einem sozialen Anspruch. Eigentlich würden sie immer alle integrieren wollen, haben sie in der Supervision erzählt. Aber jetzt spüren sie eine unglaubliche Wut auf muslimische Männer in sich. Sie fragen sich: »Habe ich mir da immer was vorgemacht? Sind die alle so?« Die Vernunft sagt ihnen natürlich, dass nicht alle muslimischen Männer potenzielle Vergewaltiger sind. Trotzdem fragen sie sich: »Wie viele von denen sind so?«

Diese eigentlich selbstbewussten, gut ausgebildeten jungen Frauen sind extrem verunsichert. Da kommen dann Sätze wie »Ich fühle mich unwohl, wenn ich mehreren von denen begegne. Dann spüre ich einen ganz starken Drang, die Straßenseite zu wechseln oder einen Umweg zu nehmen.« Manche tun das dann auch, andere zwingen sich unter größter innerer Überwindung, an ihnen vorbeizugehen.

Bei diesen Sozialarbeiterinnen, die für gewöhnlich sehr souverän sind und sich nicht so leicht einschüchtern lassen, ist offensichtlich eine der sogenannten »lebenstragenden Grundannahmen« erschüttert worden, von denen die amerikanische Psychologin Janoff-Bulman in ihrem Buch »Shattered Assumptions« spricht. Eine dieser Annahmen lautet beispielsweise: »In meiner Welt bin ich sicher«, »Mir passiert nichts Schlimmes«. Immer wenn dann doch etwas wie eine Gewalttat, ein schwerer Unfall oder Ähnliches geschieht, wird diese lebenstragende Grundannahme erschüttert, die

Betroffenen fühlen sich stark verunsichert und haben das Gefühl, so etwas kann jederzeit wieder passieren. Bei dem beschriebenen Fall ist noch dazu eine auf ihren Beruf als Sozialarbeiterinnen bezogene Grundeinstellung betroffen und erschüttert, nämlich die, den von ihnen betreuten Mädchen immer Schutz und Sicherheit gewähren zu können.

An diesem besonders drastischen und schrecklichen Beispiel ist mir noch einmal deutlich geworden, wie immens die Angst von Frauen vor sexuellen Übergriffen zugenommen hat. Welche Möglichkeiten es gibt, diesen Ängsten nicht widerstandslos ausgesetzt zu sein, sondern sie effektiver anzugehen, möchte ich an späterer Stelle aufzeigen.

Die Angst vor dem fremden Glauben

Eines Tages wurde ich von einem Franziskaner-Pater kontaktiert, der mich fragte, ob ich bereit sei, im Rahmen einer Fortbildung einen Studientag zum Thema Krisenbewältigung zu gestalten. Schon in der Vorbereitungsphase sprach mich Pater Rainer durch sein Wesen und die Art, wie er etwas erklärte, auf ganz besonders Weise an. Ich hatte das Gefühl, dass ich es mit einem gelehrten Mann zu tun hatte, der aber auch immer mit der Praxis und mit den Menschen eng verbunden zu sein schien.

Es waren noch Monate bis zu dem Studientag, und ich dachte, ich könnte mir mit der Vorbereitung ruhig Zeit lassen, als Pater Rainer mir schrieb: »Ich habe früher als Kind viel auf dem Bauernhof gelebt und als kleiner Junge von meinem Vater gelernt: ›Die Zeit, die man beim Dengeln der Sense braucht, hat man beim Mähen gewonnen.‹ Deswegen macht es mir Freude, Dinge gut vorzubereiten.« Für mich war es eine kluge und sehr nette Art, mich darauf hinzuweisen, dass man sich bei einem so wichtigen Thema genügend Zeit nehmen soll, um wirklich gute Ergebnisse zu erzielen.

In unseren Gesprächen während der Veranstaltung im Kloster und auch danach hatte ich Gelegenheit, Pater Rainers Sichtweise zum Umgang mit den Sorgen und Ängsten im Kontext von Migration kennenzulernen. Sie steht für mich als gutes Beispiel dafür, wie man psychologisch sinnvoll und reflektiert mit einer sich verändernden Lebenswirklichkeit umgeht. Pater Rainer betrachtet das Thema Angst äußerst differenziert und sagt, für ihn sei Angst eine der entscheidenden inneren Regungen des Menschen, aus der heraus Sorge, Unsicherheit, Neid, das Gefühl, zu kurz zu kommen oder etwas beraubt zu werden, entstehen können. Angst ist seiner Ansicht nach die Quelle vieler Vorurteile und manchmal auch vieler dummer Sprüche. Aber sie ist auch der Anfang der Auseinandersetzung. Aus diesem Grund versucht der Pater, die Ängste der Menschen, die zu ihm kommen, ernst zu nehmen und anzunehmen. Für ihn sei es wichtig, Angst nicht zu verteufeln, sondern zuzulassen.

Damit steht Pater Rainer im Gegensatz zu vielen, die ihre Ängste und Sorgen leugnen, in ihrem Tun jedoch von ihnen geleitet werden. Ein entlarvendes Beispiel dafür ist der abgesicherte Besserverdienende, der sich in seinen Aussagen im beruflichen wie im privaten Umfeld stets links-grün positioniert und Flüchtlinge grundsätzlich als »geschenkte Menschen« sieht, die wir, ohne über Kapazitätsgrenzen nachzudenken, aufnehmen und integrieren müssen, die uns bereichern und denen wir es aufgrund unserer Geschichte schuldig sind, dass wir für sie sorgen. Der aber gleichzeitig seine Kinder auf eine Privatschule schickt, weil er das Gefühl hat, das Niveau auf der Regelschule sei wegen der vielen Migranten für seine Kinder nicht mehr gut genug.

Pater Rainer hat sich angesichts der Einwanderung von Hunderttausenden muslimischen Menschen schon oft Sorgen gemacht und fragt sich immer wieder unsicher und angstvoll, was das für unsere christliche Werteorientierung bedeutet. Auch ihn beschleicht von Zeit zu Zeit, wie viele Menschen, die Angst vor Islamisierung und der Gedanke, »Uns wird etwas genommen«, und dieses Gefühl bedrängt ihn. Die Konsequenz, die er daraus zog: Nie zuvor hat er so viel über den Islam gelesen wie seit Ende 2015. Er findet es nach eigener Aussage sehr anstrengend, sich in diese Religion einzufühlen und den Koran zu verstehen. So sehr er sich um eine differenzierte Wahrnehmung bemüht, manche Äußerungen bleiben ihm fremd, etwa was Gewalt und das Frauenbild angeht. Aber er versucht, anderen Menschen in Gesprächen zu erklären, dass diese Seite des Islam nicht der ganze Islam ist, und bemüht sich, Weite in die Sicht des Islam zu bringen. Trotzdem ringe er damit, sagt er, dass der Anspruch Mohammeds eigentlich darauf hinausläuft, die jüdische und christliche Religion als etwas Vorläufiges zu sehen. Das wecke in ihm das Gefühl, in einem ihm wichtigen Teil seines Lebens auf der Grundsatzebene als minderwertig zu gelten. In der Praxis nimmt er dieses Problem im Umgang mit den Muslimen, mit denen er zusammenkommt, aber nicht wahr.

Sich gut zu informieren ist für Pater Rainer in dieser Zeit eine besonders wichtige Aufgabe. Also sich der Mühe zu unterziehen, sich mit Geschichte zu beschäftigen und die aktuellen Entwicklungen einzuordnen. Er stelle sich außerdem die Frage, wie es für Andersgläubige ist, wenn das Christentum mit einem Überlegenheitsanspruch auftritt. Er richte seine Aufmerksamkeit neuerdings mehr darauf, diese Gefühle – Überlegenheit und Stolz beziehungsweise Unterlegenheit und Minderwertigkeit – wahrzunehmen, ein Thema, das ihn stark beschäftigt.

Pater Rainer ist überzeugt, Bildung tut not. Daher bietet er, gemeinsam mit anderen, auch Bildungsveranstaltungen zum Thema Migration an, wissend, dass sie mit ihren Angeboten nur eine kleine Gruppe von Leuten erreichen. Eine gute Weise, mit den Ängsten umzugehen, sei die Förderung von Begegnungen, sagt er. Wenn »die« Flüchtlinge ein Gesicht bekommen, verliert die Angst seiner Erfahrung nach an Kraft und es entstehen manchmal erstaunliche Nähe und Freundlichkeit. Das hat er bei Seminaren erlebt, die von Familien aus der Umgebung und Familien mit Migrationshintergrund besucht wurden. Viele Menschen kämen zu vorschnellen Urteilen und seien geprägt von gesellschaftlich gängigen Vorurteilen. Pater Rainer meint dazu: »Wir müssen uns alle auf den mühsamen Weg des Nachdenkens machen, was nicht immer ganz leicht ist.«

Bei all diesen Bemühungen will der Pater nicht leugnen, dass die Wucht der importierten Fremdheit nicht einfach zu bewältigen ist. Nicht immer reiche die Vernunft, um die Angst vor Terror und vor Phantasiegebilden zu bannen. Das müsse er ehrlich zugeben und die Überraschung zulassen, dass es ein aufkommendes Gefühl von Angst und Hass nicht nur bei anderen gibt. In solchen Momenten will Pater Rainer erst recht seinen Verstand einsetzen und Zusammenhänge erkennen. Er möchte vorschnellem Reden sowohl im Zwiegespräch mit sich selbst als auch anderen gegenüber Einhalt gebieten und keine Stammtischparolen zulassen.

Die gewachsenen Ängste in der Gesellschaft konfrontierten ihn, die Brüder, alle Gläubigen auch mit der Frage, wie ernst sie ihren eigenen Glauben nehmen. Ohne in missionarische Übergriffigkeit gehen zu wollen, merke er, dass er es für wichtig hält, seinen Standpunkt deutlich zu machen. Ganz nach dem Motto des evangelischen Theologen Fulbert Steffensky:

»Gesicht zeigen. Dadurch, dass andere ein Gesicht haben und zeigen, verliere ich meins nicht. Und dadurch, dass ich ein Gesicht habe und zeige, verlieren andere ihr Gesicht nicht.« Dieses Zusammenspiel der Unterschiede empfindet der Pater als spannend. Er könne zum Beispiel muslimischen Frauen das Tragen von Niqab und Burka durchaus zugestehen. Bei dieser Art der Verschleierung empfinde er aber ein Gefühl von Verweigerung von Kommunikationsmöglichkeiten, von Macht bei den Muslimen und Toleranzbemühung bei sich. »Schöner wäre es«, meint er, »wenn es diese Behauptungspositionen nicht gäbe.« Das alles führe bei ihm dazu, die Bibel noch einmal vor diesem Hintergrund zu lesen. Sie sei insgesamt Migrationsliteratur. Die Lektüre der Bibel aus diesem Blickwinkel zeige ihm neue Seiten in vielen altvertrauten Textstellen.

Als Nachfolger des heiligen Franziskus sind sie als Franziskaner zu der Haltung verpflichtet, erklärt Pater Rainer, Respekt vor der Religion Andersgläubiger zu haben, mit ihnen zu leben und das zu tun, was den anderen gut tut. Wenn dabei die Frage aufkommt, warum die Franziskaner so handeln, dann sollen sie Zeugnis von ihrem christlichen Glauben geben. Deshalb sind mehrere Mitbrüder in verschiedenen Klöstern in die Arbeit der Integration von Flüchtlingen eingebunden, einige Klöster haben Flüchtlinge aufgenommen.

Dann erklärt der Franziskaner noch, er habe den Rat in meinem Vortrag als sehr hilfreich empfunden, sich nicht immer wieder aufs Neue dem Gefühl der Ohnmacht auszusetzen, sondern die Dinge in die Relation zur Wirklichkeit zu setzen. Aber tief in sich empfinde er dennoch eine Verunsicherung und den Wunsch, die islamisch geprägten Länder mögen doch bitte die fundamentalistischen Abzweigungen ihres Glaubens selbst mehr kontrollieren, zumal auch sie oft Ziel der Anschläge von Islamisten sind.

In der Nachschau zu dieser mich beeindruckenden Begegnung wird mir als Psychologe noch einmal deutlich, wie wichtig es ist, Gefühle wie Sorgen, Ängste, Hass bei sich wahrzunehmen und sie sich einzugestehen. Das scheint mir der einzig mögliche Weg zu sein, um aufeinander zuzugehen und um gute Lösungen zu ringen, ohne sich von vorschnellen Urteilen wie »Ich muss immer politisch korrekt sein« oder »Alle Migranten sind eine Bedrohung für unsere Gesellschaft« einschränken zu lassen. Besonders wichtig scheint mir, um die Worte des Paters aufzunehmen, dass wir uns ausreichend Zeit beim Dengeln nehmen, uns also um unsere Gefühle, Gedanken und Ängste und die der Migranten intensiv kümmern, damit wir später beim Mähen nicht nur Zeit sparen, sondern auch eine gute Ernte einfahren.

Wenn alte Ängste wieder hochkommen

Nach dem Amoklauf in München rief mich eine Frau Anfang 50 in meiner Praxis an und sagte, die schlimmen Ereignisse der letzten Zeit hätten bei ihr ein ganz bestimmtes Unsicherheitsgefühl ausgelöst, das sie von früher kennt. Beim Anblick der Bilder von Menschen in Panik und auch bei dem Gedanken an die Axtattacke im Regionalzug habe sie sich in die Menschen hineinversetzt und ein intensives Gefühl der Machtlosigkeit und des Ausgeliefert-Seins empfunden. Sie kenne solche seelischen und körperlichen Zustände von früher, habe sie aber schon seit sehr langer Zeit nicht mehr erlebt. Sie spürte ein Schwächegefühl, war benommen, hatte Schwindel und einen ihr unerklärlichen Druck auf den Oberarmen sowie ein Brennen im Unterleib. Dieses Gefühl hätte schließlich Bilder aus der Vergangenheit zurückgeholt. Flashbackartig habe sie in den Stunden und Tagen danach Bilder aus der

Kindheit vor ihrem inneren Auge gesehen, die sie jedoch in keinen sinnvollen Zusammenhang bringen konnte: Sie saß als Vorschulkind mit ihren Zöpfen, die sie so liebte, auf dem Schoß ihres Onkels Günther, sah sich mit ihrer Mutter im Badezimmer, hörte sich gellend schreien, sah ihren jüngeren Bruder in seinem Bett und das zornige Gesicht ihrer Mutter. Das alles habe sie so beunruhigt, und sie habe einen derart intensiven psychischen Stress und körperliche Schmerzen empfunden, dass sie nicht zur Arbeit gehen konnte und sich krankmelden musste.

Im persönlichen Gespräch einige Tage später konnte die Frau relativ schnell von Erinnerungen aus ihrer Kindheit berichten, die sie nun »nicht mehr leugnen« konnte, wie sie es ausdrückte. Sie war im Alter von sieben und acht Jahren von ihrem Onkel mehrfach sexuell missbraucht worden. Ihre Mutter, die Schwester des Täters, hatte den Missbrauch immer abgestritten und die Tochter, meine Patientin, der Lüge bezichtigt, um ihren Bruder zu schützen. Meine Patientin hatte die schrecklichen Ereignisse über 45 Jahre aus ihrer Erinnerung gestrichen, sie waren vollkommen verdrängt. Dazu hat sicher die Haltung ihrer Mutter beigetragen, die immer die Familienehre und den guten Ruf des Bruders als wichtiger empfunden hatte als den Schutz der eigenen Tochter. Für meine Patientin kam im Verlauf der therapeutischen Sitzungen sogar eine konkrete Erinnerung hoch, wie sie nach einer Vergewaltigung durch den Onkel laut schreiend und blutend im Badezimmer stand und von ihrer Mutter gewaschen wurde. Sie hatte damals Todesangst, schrie, und auf die Frage, ob sie nun sterben müsse, habe die Mutter geantwortet: »Das ist nicht schlimm, das vergeht wieder.«

Als Traumatherapeut kenne ich dieses Phänomen: Ein bestimmtes, vor allem körperliches Gefühl kann als Brücke zu lang zurückliegenden traumatischen Erlebnissen fungieren. Auf diese Weise können dann zum Beispiel Kindheitstraumatisierungen plötzlich wieder ins Gedächtnis kommen, die vorher verschüttet waren. Ich glaube aufgrund meiner therapeutischen Erfahrung, dass eine ganze Reihe von Menschen über eine solche Gefühlsbrücke zu verdrängten Erlebnissen zurückkehren. Der Gefühlszustand löst eine Erinnerung aus, weil man sich damals in der traumatischen Situation ähnlich unsicher oder verloren gefühlt hat wie heute in der aktuellen Situation. Da steht plötzlich wieder etwas vor Augen, wovor man vorher die Augen verschließen konnte.

Nach der Aufarbeitung ihrer Geschichte erklärte die Patientin mir, dass sie sich auch früher schon in bestimmten Situationen sehr unwohl gefühlt habe und dass sie heute erst verstehe, warum. Ein Erlebnis hatte sie wie jetzt auch an ihr Kindheitstrauma erinnert. So hatte sie sich beispielsweise immer in Gegenwart ihres Onkels körperlich unwohl gefühlt, beim Geruch eines bestimmten Parfums, das an ihn erinnerte, oder bei bestimmten Szenen in einem Film, wenn Menschen sich bedrängt und hilflos fühlten. Unsere Erinnerung an Dinge, die nicht sein dürfen – es kann nicht sein, was nicht sein darf –, kann verblassen oder sogar für viele Jahre vollkommen ausgelöscht sein, aber der Körper vergisst nicht. Die Erinnerung der Frau war ausgeschaltet, ihr Körper aber hat sich erinnert. Doch erst die Heftigkeit der Unsicherheit auslösenden Reize der Anschläge von Nizza und Würzburg hat ein Leugnen unmöglich gemacht.

Es gibt viele Menschen, die sich durch Ereignisse der Gegenwart, wie die Terroranschläge der letzten Zeit, extrem bedroht und verunsichert fühlen, weit über ein angemessenes Maß hinaus, was auf nicht mehr erinnerten Traumatisierungen beruht. Wenn sie nicht, wie meine Patientin, auf die Suche gehen nach den Ursachen für ihre ausgeprägten

Ängste und Verunsicherungen, sind sie leichte Beute für Ideologien, die ihnen einfache Lösungen versprechen wie zum Beispiel »Ausländer raus«.

Die Angst vor der Unfreiheit

Sehr beschäftigt hat mich die Geschichte eines älteren Herren. Mein Patient Hans, ein pensionierter Lehrer, wurde während des Zweiten Weltkriegs geboren und lebt von Kindheit an mit Bedrohungsgefühlen. Er kann sich bis heute gut daran erinnern, wie er mit seiner Mutter und seiner Großmutter im Luftschutzkeller saß. Draußen hörte er die Bomben einschlagen, neben ihm betete die Großmutter den Rosenkranz. Diese Angst von damals ist ein Grundgefühl, das er aus der Kindheit mitnahm und das ihn sein Leben lang begleitete. Dazu trug sicher erheblich bei, dass er immer wieder persönliche Katastrophen und Krisen meistern musste. Sein Leben war durchgehend von sehr realen Bedrohungsszenarien wie zum Beispiel schweren Krankheiten seiner Kinder geprägt.

Auf meine Frage, wie er die aktuelle Situation in Deutschland empfinde und auf die neuen Bedrohungen reagiere, gab Hans mir eine interessante Antwort. Er sagte mir, ihn würden weniger die Flüchtlinge und die mögliche Gefahr, die von ihnen ausgeht, beunruhigen, sondern weit mehr beunruhige ihn das, was es an Gegenreaktionen gibt. Den alten Herrn treibt einerseits die Angst um, dass unsere Gesellschaft immer unfreier wird. Dass immer mehr Verbote erlassen werden, immer mehr Kameras aufgestellt werden, dass Deutschland sich zum Überwachungsstaat entwickelt. Andererseits hat er große Angst, dass noch mehr Flüchtlingsheime brennen, noch mehr Übergriffe gegen Ausländer geschehen und eine noch aggressivere Stimmung im Land entsteht. Diese Sorge sei inzwischen so massiv, dass er sich vorkomme wie ein Angstbesessener. Er könne es nicht anders ausdrücken. Er sei von der Angst tatsächlich regelrecht besessen. Seinen Allgemeinzustand beschrieb er sehr schön mit den Worten: »Ich bin nicht mehr intakt.« Der alte Herr leidet schon länger unter Herzrhythmusstörungen, sein Herz ist oft nicht im Takt. Aber das »intakt« bezieht er auf seinen Gesamtzustand. Er ist verzweifelt, weil er einfach nicht weiß, wie er sich von dieser Angst, dass in Deutschland alles immer enger und restriktiver wird, befreien soll.

Bei meinem Patienten handelt es sich um einen sehr reflektierten Menschen, der eine lange Zeitspanne mit vielen gesellschaftlichen Problemen und Krisen überblickt. Er hat es oft miterlebt, dass sich derartige Probleme mit Weitsicht und Geduld lösen lassen und dass unsere freiheitliche Grundordnung schwierige Situationen bewältigen konnte. In diesem Zusammenhang verweist er auf ein altes Lied von Hans Albers, das sich damals auf deutsche Flüchtlinge bezog. In dem Lied heißt es unter anderem:

»Wir haben verzweifelt geschworen:
Wir wollen nicht untergeh'n.
Wir lassen die Hoffnung nicht sinken,
wir glauben trotz Tränen und Leid,
Dass uns bessere Tage winken
in einer neuen Zeit.«

Er sieht die gelungene Integration der Vertriebenen, die Integration von vielen polnischen Arbeitern, die in deutschen Bergwerken arbeiteten, die Integration vieler Italiener, Griechen und Türken und die der Russlanddeutschen. Das sei nicht immer sofort, aber doch mit der Zeit gelungen, und darin sehe er die Stärke unserer freiheitlichen Demokratie. Als jemand, der sich häufig in der Position des Opfers befand, liegt die Solidarisierung mit anderen Leid tragenden Menschen nahe. Er lässt sich nicht von Stammtischparolen gegen Flüchtlinge einfangen, die angeblich unsere Gesellschaftsordnung bedrohen.

Im Moment sehe er dieses Gerüst, das seinem durch viele schwierige persönliche Krisen oft bedrohten Sicherheitsgefühl immer als Grundlage diente, genauso bedroht wie in den 70er Jahren durch die Reaktion des Staates auf die RAF mit den Notstandsgesetzen. Außerdem sei es das Ziel der Terroristen, unsere freiheitlich-demokratische Grundordnung auszuhebeln, indem der Staat gezwungen wird, immer mehr Grundrechte einzuschränken, damit mehr und mehr Menschen hier unzufrieden werden mit unserem System. Er hat fürchterliche Angst, dass sein Gerüst, das in der langen Zeit seit dem Ende des Zweiten Weltkrieges für ihn die Basis seines Überlebens war, zerstört wird.

Mit der Angst ins Abseits

Dass wir mit den neuen Ängsten noch nicht umzugehen gelernt haben, zeigte mir folgende Geschichte: Katerina lebt mit ihrem Mann in einem kleinen Ort, in dem ein Flüchtlingsheim gebaut werden sollte. Die sozial engagierte Frau sagte mir, sie habe Angst vor den Flüchtlingen und vor einer Islamisierung in Deutschland. Bei einem Informationsabend zu dem geplanten Asylantenheim stellten sie und ihr Mann deshalb ein paar ängstliche Fragen, die sie beschäftigten. Zum Beispiel, was passiere, wenn unter den Flüchtlingen schwer belastete Menschen sind, die Kriegserfahrungen haben. Daraufhin wurden die beiden von den anderen Besuchern der

Veranstaltung ausgebuht. Man nahm ihre Bedenken nicht ernst, suchte nicht nach möglichen Gründen für ihre Ängste, ging nicht weiter auf ihre Fragen ein. Stattdessen habe man sie und ihren Mann sofort in die rechte Ecke abgeschoben, erzählt die Frau. Dieses Erlebnis habe ein sehr belastendes Ohnmachtsgefühl in ihr ausgelöst.

Was die anderen Bewohner des Ortes nicht wissen können, ist, dass Katerinas Angst vor Flüchtlingen eine Vorgeschichte hat. Ihr Vater war nach dem Prager Frühling 1968 nach Deutschland geflüchtet. Sie hat ihn immer als depressiven Mann erlebt, der im Leben relativ schlecht zurechtkam. Sie geht davon aus, dass die kriegsähnlichen Erfahrungen in Prag und die Flucht aus der Heimat für seine psychische Instabilität verantwortlich sind. Nach ihrer Erfahrung sind also Flüchtlinge oft instabile Menschen. Diese Geschichte hätte sie bei dem Informationsabend erzählen können, wenn man ihr die Gelegenheit dazu gegeben hätte. So hatte sie keine Chance, ihre Zweifel zu äußern und zu begründen. Das ist ein großes Problem, denn Menschen fühlen sich dann mit ihren Ängsten allein gelassen.

Immer mehr Menschen heute entwickeln Ängste – vor sexuellen Übergriffen durch Flüchtlinge, vor zu viel Fremdem und dem Verlust der eigenen Lebenswelt, vor traumatisierten Flüchtlingen. Äußern sie diese Ängste, werden sie in der Öffentlichkeit häufig nicht ernst genommen und sofort in die rechte Ecke gestellt. Diese Menschen fühlen sich auch von den Politikern, die sie normalerweise wählen, nicht ernst genommen und repräsentiert. Ich kann nur warnen: Diese Ignoranz Ängsten gegenüber ist hoch gefährlich. Denn sie treibt Menschen in die Verzweiflung und in die Vereinsamung. Und das bringt dann die Gefahr mit sich, dass sich diese Menschen Populisten zuwenden, die vermeintlich einfache Lösungen für die aktuellen Probleme in unserem Land anbieten. Aber einfache Lösungen kann es in dieser komplexen gesellschaftlichen Problematik gar nicht geben.

Die Macht der Bilder

Wie sehr uns die Konfrontation mit Bildern von schrecklichen Gewalttaten, zumal wenn wir nicht darauf vorbereitet sind, unter die Haut geht und wie nachhaltig uns solch ein Erlebnis belastet, ist mir während einer Sri-Lanka-Reise klar geworden. Bei einer geführten Tour konnte unser Guide den Blick lange Zeit nicht von seinem Smartphone wenden und lachte immer wieder. Ich dachte, er guckt sich etwas Lustiges an, und fragte ihn, was er denn da schaue. Da hielt er mir sein Smartphone vors Gesicht, und ich sah eine Enthauptungsszene. So schnell kann man gar nicht weggucken, dass sich das nicht im Kopf festsetzt. Das sind Bilder, die habe ich vor über zehn Jahren gesehen, und ich habe da vielleicht ein paar Sekunden draufgeguckt. Trotzdem habe ich diese Szene und die Schreie des Mannes, der da ermordet wurde, bis heute nicht vergessen.

Bilder dieser Art haben eine unglaubliche Wirkung auf uns. Sie lösen einen Schock bei uns aus. Und als Schock erleben wir oftmals auch die Live-Berichterstattung von furchtbaren Ereignissen, besonders wenn sie sich nicht in einem als weit weg empfundenen Land abspielen. Die wenigsten von uns haben die Attentate in Paris, Nizza, Ansbach oder den Amoklauf von München vor Ort miterlebt. Trotzdem hat jeder die Bilder von Toten und Verletzten, von flüchtenden, schockierten Menschen und schwer bewaffneten Polizisten im Einsatz genau vor Augen. Gerade so, als seien wir hautnah dabei gewesen. Und genau das ist es, was solche Bilder so gefährlich macht: Die Bilder von Attentaten, Anschlägen oder Schauplätzen von Gewalttaten, die wir im Fernsehen

sehen oder uns auf dem Smartphone anschauen, können tatsächlich das Gefühl vermitteln, unmittelbar vor Ort Zeugen eines furchtbaren Ereignisses zu sein. Mit teilweise gravierenden Folgen für den Betrachter. Ich bin fest davon überzeugt, dass die Nachrichten, Bilder und Videos, die wir ständig übers Fernsehen und vor allem über das Internet und mit dem Smartphone aufnehmen, stark dazu beigetragen haben, dass das Angstniveau in Deutschland auf ein solch hohes Level angestiegen ist. Wie groß ihre Wirkung ist, hat man auch bei dem Amoklauf in München sehen können. Viele Menschen hatten nach der ersten Meldung über Schüsse in der Stadt sofort die Bilder von den Attentaten in Paris vom November 2015 im Kopf, was wesentlich zum Ausbruch von Panik beigetragen hat.

Wie viele schlechte Nachrichten sind zu viel?

»Ich schaue keine Nachrichten mehr im Fernsehen, danach geht es einem doch nur schlecht.« Das sagte mir eine Patientin, die sich von der aktuellen Weltlage und den Entwicklungen in Deutschland extrem belastet fühlt. Dass seit geraumer Zeit eine schlimme Nachricht die andere jagt, bekomme ich von sehr vielen Menschen gespiegelt, nicht nur von Patienten, sondern auch von Verwandten, Bekannten und Freunden. Auch nach meiner persönlichen Wahrnehmung leben wir in einer Art Zeitenwende, in der sich die schlechten und belastenden Meldungen unglaublich häufen. Ich schaue eigentlich sehr gerne und oft Nachrichtensendungen. Aber auch ich habe mich jetzt schon ein paar Mal dabei erwischt, dass ich dachte: »Heute mal gar keine Nachrichten. Da kommt sicher wieder nur so viel belastendes Zeug, das lass ich mal lieber.«

Wo wir hinschauen auf der Welt, überall Konflikt- und Krisenherde. Jeder Tag bringt uns neue Meldungen von Gewalt, Tod und Zerstörung. Und diese Ereignisse finden nicht mehr nur irgendwo weit weg von uns statt, sondern auch hier bei uns. 2016 wurden wir teilweise im Wochentakt mit Berichten von Anschlägen konfrontiert, die islamistische Täter in Europa und auch in Deutschland verübten oder verüben wollten. Dazu kamen beinahe tägliche Meldungen von Anschlägen auf Asylunterkünfte in unserem Land, Attacken und Drohungen gegen Menschen, die sich für Flüchtlinge einsetzen, und fremdenfeindliche Übergriffe. Sich vor diesen bedrohlichen und belastenden Informationen zu schützen ist kaum möglich. Das Weltgeschehen, das für uns alle relevant ist, einfach auszublenden, wäre auch sicher nicht wünschenswert.

Anders verhält es sich da mit einer Kategorie negativer Nachrichten, denen wir uns aussetzen und bei denen man sich durchaus fragen kann, ob das wirklich notwendig und sinnvoll ist. Wir werden mit vielen Informationen versorgt, die wir früher nie bekommen hätten und die wir im Grunde genommen auch gar nicht brauchen. Wenn uns eine Push-Nachricht auf dem Smartphone meldet, dass in Indien bei einem Busunfall 37 Menschen getötet wurden, tut uns das für die Opfer natürlich sehr leid, aber weder können wir daran etwas ändern, noch ist es für uns von Relevanz. Dennoch kann diese Nachricht bei uns vor dem Hintergrund all der anderen Meldungen von bedrohlichen Ereignissen und Entwicklungen Angst aktivieren und unser Unsicherheitsgefühl weiter verstärken. Da erstaunt es wenig, dass viele Menschen inzwischen ein banges Gefühl haben, wenn sie die Fernsehnachrichten einschalten, eine Nachrichten-App anschauen oder ins Internet gehen, denn sie fragen sich, was jetzt wieder Schreckliches passiert sein mag.

Aber nicht jede Negativnachricht, die wir erhalten, löst zwingend eine Angstreaktion aus. Jeder kann bei sich selbst gut beobachten, dass sich bei bestimmten Themen inzwischen eine Art Gewöhnungseffekt eingestellt hat. Die dauernd gezeigten Kriegsbilder aus Syrien zum Beispiel oder die Bilder von Anschlägen im Irak und in Afghanistan bewirken meist nicht mehr viel bei uns. Wir beißen seelenruhig in ein Käsebrot oder greifen noch mal in die Chipstüte, während die »Tagesschau« einen Bericht über die Zerstörung eines Krankenhauses in Aleppo zeigt. All das passiert, so die beruhigende Gewissheit, irgendwo weit weg von uns. Anders Kinder, denen machen solche Bilder grundsätzlich große Angst. Sie können nach dem Anschauen schlimmer Nachrichtenbilder häufig nicht mehr schlafen, entwickeln Albträume oder haben Angst, alleine zu sein. Ich würde deshalb dringend davon abraten, Kindern solche Bilder zuzumuten. Wie wir verhindern, dass die Berichterstattung über Terroranschläge und andere schlimme Ereignisse bei Kindern Ängste auslösen, möchte ich später noch erläutern.

Was ich immer wieder beobachte, ist, dass Meldungen zu als besonders schrecklich empfundenen Ereignissen eine geradezu magische Anziehungskraft auf uns ausüben. Das habe ich bei den Terroranschlägen vom 11. September 2001 erlebt, bei der Tsunami-Katastrophe im Dezember 2004 und auch beim Amoklauf im Juli 2016 in München. Wenn solche Unglücke geschehen, sitzen wir über Stunden wie paralysiert vor dem Fernseher, schauen im Minutentakt aufs Smartphone, gerne auch beides parallel, obwohl es schon bald kaum mehr neue Erkenntnisse dazu gibt.

Um reine Information kann es uns da nicht gehen. Ich denke, das, was uns dabei in Bann schlägt, ist zum einen die Faszination des Grauens. Aus diesem Grund schauen sich die Leute ja auch so gerne Krimis, Splatter- und Horrorfilme an oder lesen gruselige Thriller. Zum anderen geht es uns möglicherweise um Kontrolle. Da passiert etwas ganz Schlimmes, und wir können es nicht beeinflussen. Wenn wir zwanzigmal auf das Smartphone schauen, ob etwas Neues passiert ist, mag dadurch im Ansatz die Illusion eines Kontrollgefühls entstehen: Ich unternehme etwas, um irgendwie am Ball zu bleiben. Das ist natürlich ein Fehlschluss, denn letztlich macht es eher noch hilfloser und schürt Ängste. Ich betrachte die Entwicklung, dass viele Menschen sich immer häufiger über Stunden hinweg beängstigenden Ereignissen aussetzen, sehr kritisch. Was das bei uns anrichten kann, zeigt der Amoklauf von München.

Das Smartphone als Angstverstärker

Selten spielte das Smartphone eine so tragende Rolle bei der Verbreitung von Angst wie im Juli 2016 am Abend des Amoklaufs in München. Sie sei, erzählt mir Sandra, die ich ein paar Wochen später treffe, an diesem Abend um 19 Uhr mit einer Freundin zum Essen verabredet gewesen. Gerade hatte sie sich an einen der Tische vor dem Lokal im Gärtnerplatzviertel gesetzt, als ihr Mann, der auf Geschäftsreise war, auf dem Handy anrief. Als er hörte, dass sie vor dem Lokal sitzt, bat er sie, sofort hineinzugehen, es sei etwas passiert, im OEZ habe es Schüsse gegeben, die Lage sei unklar. Daran, dass ihr Mann so betont ruhig war, sagt die Journalistin, habe sie erkannt, dass er die Lage für wirklich gefährlich hielt.

Auch die Freundin, die wenig später eintraf, hatte noch nichts von dem Vorfall im OEZ mitbekommen. Der Mann von Sandra war in großer Sorge und gab den beiden Frauen alle paar Minuten über WhatsApp den neuesten Stand durch: angeblich Schüsse am Stachus. Schüsse am Marienplatz. Täter noch nicht gefasst. Schüsse auf dem Tollwood-Gelände. Schüsse am Hofbräuhaus. Zahl der Täter unklar. Schüsse am Odeonsplatz. Schüsse am Isartor. Von einem bestimmten Zeitpunkt an seien dann auf ihrem Smartphone pausenlos WhatsApp-Meldungen aufgeploppt, erzählt Sandra: Freunde, Bekannte und Angehörige aus ganz Deutschland, sogar aus dem Ausland hätten gefragt, ob sie okay und in Sicherheit sei.

Inzwischen lief im Lokal der Fernseher, man sah Szenen mit panischen Menschen, Bilder aus dem OEZ. Die Stimmung war gedrückt, fast alle Gäste hatten ihr Handy in der Hand, die Blicke wanderten zwischen Bildschirm und Handydisplay hin und her. Was schreibt *spiegel online*? Was meldet die App der *Süddeutschen Zeitung*? Sandras Mann schrieb: »Bitte bleibt drinnen, eventuell sind bewaffnete Terroristen am Gärtnerplatz!« Eine weinende Frau kam ins Lokal gelaufen, sie sei nur noch gerannt, draußen würden alle nur noch rennen. Die Kellner verrammelten daraufhin den Eingang. Sie sei sich vorgekommen wie im Film, beschreibt mir Sandra ihr Gefühl in diesem Moment. Nach einer Stunde hätten sie und ihre Freundin einvernehmlich die Handys in die Handtasche gesteckt. Die Meldungen hätten sie nur immer weiter in Atem gehalten, ohne dass handfeste neue Informationen hinzugekommen wären.

Auch Silke, die während des Amoklaufs im OEZ, wie zuvor berichtet, Todesangst ausgestanden hatte, erzählt mir in unserem Gespräch, sie habe an diesem Abend lange vergeblich versucht, ihre beiden Kinder zu beruhigen. Vor allem ihr Sohn habe regelrecht an seinem Smartphone geklebt und die Nachrichten verfolgt, die seine Freunde im Chat auf WhatsApp schrieben. Im Sekundentakt seien sie auf ihn eingeprasselt, sagt die Mutter. Ob er mir den Chatverlauf mal zum Lesen schicken könne, frage ich den Sohn, als wir später miteinander über diesen Abend sprechen. Da lacht er nur und meint, das sei leider unmöglich, das seien mehrere Hundert Nachrichten. Er liest mir einige davon vor. Alle sind hoch emotional und zeigen, in was für einer aufgewühlten, angstvollen Verfassung die Jugendlichen an diesem Abend waren. Silke sagt, sie habe deutlich beobachten können, wie der Chat mit den Freunden ihren Sohn immer weiter in Panik versetzte und nicht zur Ruhe kommen ließ. Auch sie selbst konnte sich wegen der ständigen Gerüchte, Spekulationen und Bilder, die im Fernsehen und in den sozialen Medien gezeigt wurden, nicht beruhigen. Ihr Mann fiel als direkter Ansprechpartner aus, er war übers Wochenende mit Freunden verreist. Irgendwann habe sie die ganze Situation nur noch als surreal empfunden und wollte Ruhe einkehren lassen. Sie habe den Kindern gesagt: »Wir machen den Fernseher und den Computer aus, legen die Handys weg und essen jetzt erst mal.« Aber das habe nicht funktioniert. Die Kinder hätten ihre Smartphones in die Hosentasche gesteckt, sodass man die ganze Zeit neue WhatsApp-Meldungen ankommen hörte. Wenig später seien auch Computer und Fernseher wieder an gewesen, und die Kinder hätten wie gebannt davor gesessen. Sie habe gedacht: »Oh Gott, was passiert nur mit unserer Welt!?«, erzählt Silke. Sie sei die ganze Zeit überzeugt davon gewesen, es handle sich um einen terroristischen Anschlag, und habe das Gefühl gehabt, ihre Welt bricht zusammen. Später, noch immer war unklar, was wirklich passiert war oder immer noch passierte, wurden endlich doch die Geräte ausgeschaltet. Vor allem die Kinder von den Smartphones wegzubekommen, sei ein Riesenkraftakt gewesen, erzählt die Frau.

Es ist nicht so, dass ich moderne Kommunikationsformen oder digitale Medien generell ablehne oder gar verdamme.

Aber nach meiner Beobachtung tragen die sozialen Medien ganz klar zu einer Steigerung der Angst bis hin zu einer Hysterisierung der Gesellschaft bei. Das hat München gezeigt. Und das haben auch alle meine Gespräche mit Menschen, die am Abend des Amoklaufs in München waren, belegt, egal ob es sich dabei um Jugendliche handelte oder Erwachsene. Sogar Kommunikationsprofis ließen sich von der medialen Hysterie anstecken. Diese ganze Aufregung bei Facebook, WhatsApp und Twitter, wo laut *Süddeutscher Zeitung* auf dem Höhepunkt der Erregung unglaubliche 366 Tweets pro Minute zu dem tatsächlichen Geschehen oder angeblichen anderen abgesetzt wurden, hat nicht nur viele Menschen unnötig beunruhigt oder in Angst versetzt, sondern auch die Angstüberreaktionen befördert. Zu vielen Panikreaktionen wäre es ohne die Fehlinformationen, die über das Smartphone verbreitetet wurden, nicht gekommen, da bin ich sicher. Das ist aber nur einer von drei Aspekten, die ich an Smartphones in Bezug auf Angst als äußerst problematisch wahrnehme.

Ein zweiter Aspekt, der mir sehr wichtig ist, liegt in der Funktionsweise von Smartphones. Beim Fernsehen entscheidet man sich aktiv, Nachrichten zu schauen: 20 Uhr, jetzt kommt die »Tagesschau«. Man ist also innerlich darauf vorbereitet und wendet sich den Nachrichten bewusst zu. Beim Smartphone ist das anders. Das ruft einen wie ein Tamagotchi, damals in den 1990er Jahren. Das hat sich auch immer gemeldet: »Hallo, spiel mit mir. Hallo, mach was mit mir.« So ungefähr ist das mit dem Smartphone auch. Das meldet sich nicht nur pausenlos mit SMS, E-Mails oder WhatsApp-Nachrichten, sondern bei vielen Menschen auch mit Push-Mitteilungen, die sie dazu aufrufen, sich einer – oft negativen – Kurznachricht zuzuwenden. Das Smartphone vibriert, und wir gucken automatisch drauf. 88-mal am Tag, das heißt ungefähr alle 18

Minuten schauen wir im Schnitt auf unser Smartphone, hat ein Forscherteam der Universität Bonn ermittelt (Alexander Markowetz, »Digitaler Burnout«, 2015).

Das finde ich sehr bedenklich, denn wir sind in diesem Moment nicht Handelnde, sondern erst einmal in einer passiven Haltung. Push-Nachrichten weisen darauf hin, dass wieder etwas (vermutlich Schlimmes) passiert ist. Push-Nachrichten nehmen uns die Selbstbestimmung: Nicht ich entscheide, wann ich mich auseinandersetzen will, sondern mein Handy ruft: »Hey, guck dir mal eben dieses schreckliche Bild an, lies mal schnell diese erschreckende Meldung.« Das müssen wir, meine ich, unterbinden. Wir müssen wieder zum handelnden Subjekt im Umgang mit unserem Smartphone werden. Denn das ständige Befeuertwerden mit Kurznachrichten – sei es in Form von Push-Mitteilungen, Schlagzeilen in den sozialen Medien oder über Live-Ticker – verursacht ein dauerndes Gefühl von Beunruhigung.

Bei jeder negativen Kurznachricht, sei es eine Schlagzeile zu einem schlimmen Ereignis wie dem Bombenanschlag in Ansbach oder die Warnung vor einem islamistischen Terroristen wie im September 2016 in Chemnitz, wird eine Angstreaktion angetriggert. Man liest die Meldung und bekommt einen Schrecken eingejagt. Körper und Psyche werden in Alarmzustand versetzt, der Körper wird für eine Gefahrensituation aktiviert. Da läuft dann dieses uralte, bereits beschriebene genetische Programm ab, das uns auf Flucht oder Angriff vorbereitet. Das Problem dabei ist, dass es sich bei dem Auslöser dieser Angstreaktion nur um einen kurzen Impuls handelt, dann ist das Thema gleich wieder weg. Das Thema und damit der Alarmzustand wird nicht weiter bearbeitet, sondern man wendet sich nach kurzer Unterbrechung wieder dem Alltagsgeschäft zu. Die Anspannung aber bleibt. Und eine halbe Stunde später kommt vielleicht die nächste schlechte Nachricht. Eine tiefer gehende Auseinandersetzung mit all diesen (negativen) Eindrücken und damit auch die Möglichkeit einer produktiven Verarbeitung findet nicht statt.

Das tut uns nicht gut. Denn diese kurze, nie abgearbeitete Stimulation führt dazu, dass wir innerlich nicht zur Ruhe kommen und unser Angstlevel kontinuierlich steigt. Leider erkennen viele Menschen, die davon betroffen sind, das meiner Erfahrung nach nicht. Dass die Dauerberieselung mit kurzen Schlagzeilen, wie sie besonders bei Jugendlichen beliebt ist, schuld an ihrem sehr angespannten Zustand sein könnte, wollen sie sich nicht eingestehen. Sie merken nur, sie sind nicht gut drauf, nervös, angespannt oder hektisch, können die Gründe dafür aber nicht benennen.

Der dritte kritische Punkt, auf den ich hinweisen möchte, ist die enorme Wirkung, die Gewalt darstellende Bilder gerade dann entfalten, wenn wir sie uns auf dem Smartphone anschauen. Besonders Videos holen einen noch näher an das Geschehen heran und erwecken den Eindruck, quasi live bei einem Ereignis dabei zu sein. In diesem Live-dabei-Effekt, den vor allem Jugendliche spannend finden, sehe ich, wenn es um das Thema Gewalt geht, eine große Gefahr. Denn das Anschauen realer Gewalt kann sich im Extremfall tatsächlich so anfühlen, als wäre man unmittelbar als Zeuge dabei. Demzufolge reagiert unser Gehirn weitgehend genau so, als würden wir die Situation in diesem Moment selbst erleben. Das heißt, es löst in unserem Körper einen Angstmechanismus aus und macht ihn für Flucht, Angriff oder das Sich-tot-Stellen bereit. Wie bei der Konfrontation mit einer Kurznachricht ist man auch hier in einer passiven Haltung gefangen, konsumiert die bedrohliche Situation nur und hat keine Möglichkeit, sie zu verarbeiten.

Was dann in unseren Köpfen passiert, kennt man in der

Psychologie aus der Traumatherapie: Wenn Menschen außergewöhnlich schlimme Szenen erlebt haben, sei es am eigenen Leib oder als Zeugen, können sie damit nicht so schnell abschließen. Sobald sie, ausgelöst durch einen Triggerreiz, an das schreckliche Erlebnis denken, signalisiert ihnen ihr Gehirn sofort: »Achtung, Gefahr!« Und zwar hier und jetzt! Wer sich ein Video oder Fotos mit realen Gewaltinhalten anschaut, ist auf direkte Weise mit einem traumatischen Ereignis konfrontiert. Das hat dann genau die gleiche Wirkung wie bei einem Trauma und kann die entsprechenden Symptome auslösen.

Welche unheilvolle Rolle das Smartphone dabei spielt, zeigt eine Studie aus dem Jahr 2015 von Pam Ramsden, Psychologin an der University of Bradford. Die Wissenschaftlerin konnte eindeutig nachweisen, dass das Anschauen von Nachrichtenbildern und Videos in den sozialen Medien oder im Internet, die reale Gewaltereignisse wie Schießereien, Terroranschläge oder Selbstmordattentate darstellen, nicht nur Angst, sondern sogar Traumafolgestörungen auslösen kann. 22 Prozent der Studienteilnehmer wurden durch Bilder etwa von den Anschlägen am 11. September 2001 in New York, die sie über soziale Medien gezeigt bekamen, traumatisiert. Je häufiger sie diese Bilder angeschaut hatten, desto schwerer war ihre Traumatisierung. Jeder fünfte Proband war traumatisiert, obwohl keiner psychisch vorbelastet war oder zuvor schon einmal ein traumatisches Erlebnis gehabt hatte.

Dieses Ergebnis ist alarmierend. Fotos und Videos, die reale Gewalt zeigen, führen nicht zwingend zu einer Traumatisierung. Doch sie brennen sich in unser Gedächtnis ein und intensivieren, je nach seelischer Verfassung, mehr oder weniger stark unser generelles Unsicherheitsgefühl.

Bilder des Schreckens: Gewaltvideos

Ein Thema beschäftigt mich seit dem Erlebnis während meines Sri-Lanka-Urlaubs vor zehn Jahren und aktuell angesichts der für Propagandazwecke dokumentierten und ins Netz gestellten Gräueltaten des IS besonders stark: Was richten Videos mit Folter- und Mordszenen bei uns an, zumal, wenn wir sie eigentlich gar nicht sehen wollten?

Laura, eine Studentin Anfang 20, schilderte mir, wie sie durch Zufall beim Herumspielen mit ihrem Smartphone in solch ein Gewaltvideo hineingestolpert ist. Wie, hineingestolpert?, werden Sie jetzt vermutlich fragen. Auf solche Videos stößt man doch nicht zufällig. Aber genau das kann ganz schnell passieren, und zwar jedem von uns. Bei Laura liegt das Smartphone, wie bei fast allen, immer griffbereit. Obwohl sie weiß, dass es ihr nicht gut tut, nimmt sie es ständig zur Hand, schaut, wer bei Facebook, Snapchat oder Instagram etwas gepostet hat, checkt ihre E-Mails und WhatsApp, klickt sich durch Nachrichten-Apps und das Internet. Beim Lernen, Kochen, Essen, Aufräumen, Bügeln, Fernsehen – immer ist das Smartphone dabei. Als Laura wieder einmal in einer kurzen Lernpause eine Nachricht über Terrorismus las, klickte sie mit halber Aufmerksamkeit einen Link an, klickte noch einmal und – zack! – plötzlich sah sie eine extrem grausame Hinrichtungsszene, die sie total schockierte und die sie nicht mehr vergessen kann. Allein im Bett, konnte sie sich die ganze Nacht über nicht beruhigen, nicht schlafen und leidet bis heute unter der Erinnerung an die grässlichen Bilder, wie sie sagt.

So ganz scheint Laura immer noch nicht fassen zu können, was ihr da widerfahren ist. Als wir über die Situation sprechen, sagt sie, alles gehe so schnell und einfach mit dem Smartphone, dieses kurze Antippen und sich blitzschnell durchs Netz klicken. Das würden doch alle machen, dass sie nebenher mit dem Smartphone herumspielen. Mal hier ein paar Modebilder anschauen, irgendwelche Sportergebnisse checken, sich durch ein paar Instagram-Accounts scrollen, ein Rezept fürs Abendessen suchen, lustige Tiervideos anklicken und natürlich die aktuellen Nachrichten anschauen. Sie sagt, sie habe noch nie bewusst nach Hinrichtungsvideos gesucht, es sei keine gezielte Neugier bei ihr gewesen. Sie sei völlig unvorbereitet bei diesem Video gelandet.

Genau dieses Unvorbereitetsein ist ein wesentlicher Teil des Problems: Wenn wir uns bewusst entscheiden, uns zum Beispiel eine Kriegsdokumentation anzuschauen oder erschütternde Nachrichtenbilder, dann sind wir innerlich darauf eingestellt und dadurch zumindest teilweise geschützt. So wie Rettungskräfte und Polizisten innerlich darauf vorbereitet sind, an einem Unfallort Menschen mit furchtbaren Verletzungen oder Tote zu sehen. Wobei das Vorbereitetsein auf die Konfrontation mit schrecklichen Bildern natürlich nicht immer hilft.

Als ich einmal an einer Polizeihochschule einen Vortrag hielt, sprach mich ein Beamter an, der eine Gruppe von Kollegen betreute, die das Netz nach Kinderpornografie durchsuchen. Er wollte von mir wissen, wie er diese Leute vor zu starker seelischer Belastung aufgrund dieser Arbeit schützen kann. Das ist die Macht der Bilder: Ausgebildete, gestandene Polizisten und Polizistinnen waren durch das Ansehen dieser Bilder so belastet, dass sie reihenweise die Abteilung wechselten. Es fiel mir schwer, dem Kriminalbeamten eine befriedigende Antwort zu geben. Er müsse die Dosis der Einwirkung auf die Beamten reduzieren, also jeden nur eine begrenzte Zeit pro Tag an diesem Thema arbeiten lassen, um sich dann nach einer Distanzierungsübung anderen, weniger belastenden Aufgaben zuzuwenden. Trotzdem bleibt die negative Wirkung der Bilder erhalten. Diese Maßnahme könne nur eine gewisse Linderung bedeuten. Die Bilder nisten sich trotzdem in den Köpfen der Männer und Frauen ein, die damit arbeiten müssen.

Und doch bin ich davon überzeugt, dass gerade das unvorbereitete Reinrutschen in Gewaltvideos diese besonders gefährlich macht. Laura ist ein typisches Beispiel dafür, wie uns Bilder, auf die wir nicht vorbereitet sind und die wir nicht verarbeiten können, überfordern. Das kann, wie bei Laura, zu heftigen Angstreaktionen führen. Sie sagt, sie bekäme die Bilder nicht mehr aus dem Kopf, könne oft nicht einschlafen, fühle sich verunsichert, könne sich beim Lernen oft nicht konzentrieren. Mein Eindruck ist, dass in ihr durch das Anschauen des Videos etwas kaputt gegangen ist. Da ist ein Stück Glaube in den Menschen verloren gegangen. Sie kann es nicht fassen, dass Menschen anderen Menschen so etwas Schreckliches antun können.

Darin liegt der Unterschied zu einem Horrorfilm oder Psychothriller. Solche Filme schaut man, egal wie schaurig sie sind, viel distanzierter an, weil man im Hinterkopf immer weiß, dass sie erfunden wurden und die Schauspieler nach dem Dreh gesund und munter nach Hause gegangen sind. Deswegen kann man sich dem Nervenkitzel so richtig schön hingeben. Ist ja alles nur gespielt. Wenn man sich aber Videos von Nizza, Paris oder ein Hinrichtungsvideo des IS ansieht, weiß man, das ist keine Fiction, das ist Realität. So etwas gibt es *wirklich*. Es gibt solche kaputten Menschen, die so etwas Grauenhaftes *wirklich* machen. Man selbst ist Zeuge dieser furchtbaren Tat und ganz direkt damit konfrontiert. Das schockiert. Darauf reagiert man vollkommen anders als auf einen Splatterfilm, das nimmt auch Hartgesottene mit. Das konnte ich auch bei den Amokläufen in Erfurt und Meißen beobachten. Die coolsten Typen der Schule, die Ballerspiele gespielt und sich die schrecklichsten Horrorfilme angeschaut haben, weinten bittere Tränen, als sie plötzlich mit realer Gewalt konfrontiert waren und merkten, dass das etwas ganz und gar anderes ist.

Wenn man sich vor Augen führt, wie sehr Laura, eine erwachsene Frau, das Hinrichtungsvideo, das sie gesehen hat, belastet, und dass auch ich die grässliche Enthauptungsszene, die ich gesehen habe, nicht mehr aus dem Kopf bekomme, dann kann man sich in etwa vorstellen, was solche Bilder bei Kindern und Jugendlichen anrichten. Ich vermute, dass sehr viele Minderjährige schon einmal ein Enthauptungsvideo des IS angeschaut haben, denn sie zeigen sich ja gerne Videos aus dem Netz. Aus der Traumatologie weiß man, dass deren Wirkung umso gravierender ist, je jünger ein Kind ist, wenn es solche Bilder sieht. Sie lösen Schrecken und Grauen bei ihm aus. Ein Kind, das wohlbehütet aufwächst, kann da großen Schaden nehmen. Das gilt auch für Pubertierende. Die Pubertät ist eine sensible Phase, die für junge Menschen sehr prägend ist und in der sie schnell negativen Einflüssen erliegen können. In meinen Augen hat das Anschauen von Gewaltvideos für die Psyche von Kindern und Jugendlichen eine verheerende Wirkung.

Dabei lösen Gewaltvideos, ebenso wie Bilder von schrecklichen Ereignissen bei Menschen, die sehr ängstlich oder psychisch labil sind und dadurch sowieso schon unter Stress stehen, stärkere Reaktionen aus als bei jemandem, der psychisch stark und geordnet ist. Das bestätigt auch meine Erfahrung als Therapeut. Je stärker psychisch angeschlagen und labil jemand ist, desto mehr hauen ihn solche Bilder um und desto mehr verstärken sie bereits vorhandene Ängste und das allgemeine Unsicherheitsgefühl.

Dabei sollten wir nicht vergessen, dass viele Menschen

heute psychisch beeinträchtigt und labil sind. Die Daten der gesetzlichen Krankenkassen belegen, dass die Zahl der Fehltage wegen psychischer Erkrankungen in den letzten elf Jahren um mehr als 97 Prozent gestiegen sind. Psychische Erkrankungen sind heute die zweithäufigste Diagnosegruppe bei Krankschreibung beziehungsweise Arbeitsunfähigkeit. Und die Dunkelziffer – davon können wir ausgehen – ist noch weit größer. Überlegen Sie nur einmal, wie viele Menschen in Ihrem Umfeld über Burnout-Symptome klagen, ohne je deswegen beim Arzt gewesen zu sein.

Ich möchte es noch einmal betonen: Bilder mit Gewaltinhalten haben eine unglaubliche Macht über uns. Sie können sehr verstörend wirken, bei Erwachsenen und Kindern gleichermaßen große Ängste auslösen und krank machen. Das ist eine Tatsache.

Schießen als Spiel: Sind Killerspiele eine Gefahr?

Nachdem dieses Thema immer wieder in Zusammenhang mit Amokläufen Fragen aufwirft und bei Eltern für Verunsicherung sorgt, möchte ich vor dem Hintergrund meiner eigenen Erfahrungen mit Amokläufern an dieser Stelle kurz den Zusammenhang von Killerspielen und Gewalttaten beleuchten. Nach dem Amoklauf am Gutenberg-Gymnasium in Erfurt und anderen Ereignissen dieser Art habe ich mit Schülern intensive Gespräche geführt, die mit den Amokläufern an ihren Schulen Killerspiele gespielt haben. Die Jugendlichen haben mir genau erzählt, wie diese Spiele funktionieren und wie sie sie gespielt haben. Um es kurz zu machen: Bei diesen Spielen geht es um bis ins Detail gehende Durchführung von Gewalt. Die Spieler setzen sich zum Beispiel damit auseinander, welche Waffe man wählt, um einen am Boden liegenden Verwundeten zu töten. Oder wohin genau man mit einem Messer sticht. In meinen Augen ist das eine Anleitung zum Töten. Wenn man es besonders gut macht, wird man durch Punkte belohnt.

Barbara Krahé, Professorin für Sozialpsychologie an der Universität Potsdam, die in diesem Bereich forscht, sagt, so wie die Produktwerbung im Fernsehen das Kaufverhalten im Supermarkt beeinflusse, wirke sich das Töten und Verletzen im Rahmen von Killerspielen auf Gedanken, Gefühle und Verhaltensweisen im echten Leben aus. Sie ist überzeugt, dass Gewalterfahrungen im realen Leben und in den Medien sich gegenseitig verstärken und nicht nur kurzfristig, sondern auch langfristig zu einer positiven Bewertung von Gewalt führen. Ich teile nach meinen Erfahrungen mit Amokläufen diese Meinung. Viele psychologische Forschungen legen ja den Schluss nahe, dass Killerspiele das Risiko für Gewalttaten nicht erhöhen. Über diese Studien habe ich mich immer sehr gewundert. Dazu will ich nur so viel sagen: Man kann mit Untersuchungen und Experimenten, je nachdem, wie man eine Fragestellung designt oder ein Experiment aufbaut, Ergebnisse in die gewünschte Richtung manipulieren.

Eindeutig erwiesen ist allerdings, dass ein Killerspiel allein nicht dazu führt, dass ein Jugendlicher zum Täter wird. Bei einem Amokläufer kommen nachweislich immer noch andere Faktoren dazu, wie erhöhte Angst, aufgestaute Aggressionen und vor allen Dingen – und das empfinde ich als sehr wichtig – die Erfahrung, nicht dazuzugehören, ausgeschlossen zu sein, gar gemobbt zu werden. Auch die Erfahrung, bei Mädchen nicht anzukommen, spielt bei den Tätern häufig eine Rolle. Ganz wichtig erscheint mir dabei auch das Fehlen einer wirklich guten Beziehung zu einer erwachsenen Vorbilds- oder Autoritätsperson. Wenn diese Beziehung fehlt, das sagt die amerikanische School-Shooting-Forschung, birgt das ein ganz großes Risiko. Jugendliche brauchen einen Erwachsenen, den sie nicht enttäuschen wollen.

Kommen all die genannten Punkte zusammen, dann sind Killerspiele in meinen Augen ein ganz entscheidender Faktor, denn sie trainieren die Tötungshemmung weg, also sämtliche Gefühle, die normalerweise bei Gewalt eine Rolle spielen, wie Abscheu, Ekel, Angst oder das Schutzbedürfnis. Es kommt zu einer Gefühlskälte, Gewalt wird Normalität. Das amerikanische Militär beispielsweise benutzt diese Spiele, um bei den Soldaten die Tötungshemmung wegzutrainieren. Wenn das nicht funktionieren würde, dann würde man es dort nicht einsetzen.

Einen vergleichbaren Gewöhnungsprozess kennt jeder von uns, wie schon beschrieben, von schlimmen Fernsehnachrichten. Anstatt uns entsetzt abzuwenden, essen wir seelenruhig weiter, während der Nachrichtensprecher berichtet, dass bei einem Bombenanschlag in Bagdad 53 Menschen gestorben sind. Daran haben wir uns eben gewöhnt, weil wir das schon hundertmal gehört haben. Beim ersten Mal denkt man noch: »Oh Gott, diese armen Menschen!« Aber irgendwann hört man damit auf. Und dieser Effekt stellt sich eben auch bei Killerspielen ein. Die Gefühle flachen ab. Wenn dann die anderen Faktoren dazukommen, ist die Schwelle nur noch eine sehr kleine, sodass es im Extremfall zu einem konkreten Verhalten kommt.

Dabei kommt es allerdings auch darauf an, wie häufig und wie lange Killerspiele gespielt werden. Bei den beiden Amoktaten, bei denen ich hinzugezogen wurde, haben die Täter mindestens fünf, sechs Stunden täglich gespielt und nichts anderes gemacht. Die beiden Jugendlichen sind vollkommen in dieser Welt aufgegangen. Es ist natürlich ein großer Unterschied, ob man solch ein Spiel gelegentlich spielt und dann wieder andere, vernünftige Sachen macht oder sich ausschließlich mit solchen Spielen beschäftigt. Ich kenne viele Jugendliche, die Killerspiele gespielt haben und denen das gar nicht geschadet hat. Wobei ich diese Spiele, das muss ich mal so deutlich sagen, abstoßend finde.

Die Frage ist natürlich, wie geht man mit dem Thema um. Der Sohn von Silke, die mir ihre Erlebnisse nach dem Münchner Amoklauf geschildert hat, spielt mit seinen Freunden auch Killerspiele. Silke sagte zu mir: »Das darf doch nicht wahr sein! Die Jungs spielen Ballerspiele, und da ist gerade so etwas tatsächlich passiert.« Sie könne das kaum ertragen und begrenze die Spielzeit strikt auf eine Stunde am Tag.

Auch ich, persönlich und als Psychologe, hielte es für besser, solche Spiele zu verbieten. Aber das ist leider nicht so einfach. Und selbst wenn es gelänge, wissen wir, dass alles Verbotene gerade auf Jugendliche eine große Anziehungskraft ausübt. Es würde sofort ein Schwarzmarkt entstehen. Das wäre nicht zielführend. Ich glaube, es bringt mehr, sehr früh auf Jugendliche einzuwirken und ihnen die schädliche Wirkung solcher Spiele deutlich zu machen. Ich setze also eher auf Aufklärung. Lehrerinnen und Lehrer müssten eine entsprechende Fortbildung erhalten, damit sie kompetent mit dieser Thematik umgehen können und nicht nur den moralischen Zeigefinger erheben. Sie sollten Kindern und Jugendlichen die Zusammenhänge erklären können, was solche Spiele bei ihnen anrichten und zerstören.

Deutschland
im Würgegriff
der Angst

Die Angst sitzt in unseren Köpfen und hat sich, teilweise unbemerkt, in unseren Alltag eingeschlichen. Auch wenn wir uns dessen manchmal gar nicht bewusst sind oder es sogar abstreiten: Sie schlägt sich in unserem Lebensgefühl, unserem Verhalten und in unseren Entscheidungen nieder. Wir bewegen uns nicht mehr so frei und unbeschwert, wie wir es bislang gewohnt waren.

Veränderungen in der Lebensgestaltung und im Verhalten der Menschen beobachte ich besonders deutlich im Zusammenhang mit der Angst vor islamistischem Terror. Vieles, was vormals für Freiheit, Lebensfreude, Genuss, Leichtigkeit, für Dolce Vita stand, hat durch die Angst vor Terror einen bitteren Beigeschmack und eine Schwere bekommen. Shoppen gehen in belebten Innenstädten und Einkaufszentren, der Besuch von Fußballspielen, Konzerten in großen Hallen, Weihnachtsmärkten oder Volksfesten, fast jeder von uns hat zumindest für einen kurzen Moment dieses »Ist das zu gefährlich? Könnte da was passieren?« im Kopf, wenn er solche Freizeitaktivitäten plant. Nach dem Amoklauf in München erzählte mir zum Beispiel eine Frau tieftraurig, seit 25 Jahren habe sie kein einziges Mal das Oktoberfest verpasst. Dieses Jahr aber werde sie auf keinen Fall dorthin gehen. Seit dem Amoklauf sei ihre Angst vor Nachahmungstätern, vor allem aber vor einem Anschlag viel zu groß. Sie brauche nur irgendwo einen Mann mit Rucksack zu sehen, schon sei sie im Alarmzustand. Der Besuch von Weihnachtsmärkten ist seit dem Anschlag in Berlin kurz vor Weihnachten 2016 für viele zu einer Herausforderung geworden.

Der Verlust der Unbeschwertheit lässt sich auch bei unserem Urlaubsverhalten beobachten. Nachdem sich uns die Welt über Jahre immer weiter öffnete, wir jeden entlegenen Winkel der Erde bereisen und für uns entdecken konnten, schrumpft sie jetzt plötzlich. Unser Bewegungsradius wird kleiner. Ehemalige Lieblingsziele werden aus Angst vor Terroranschlägen von der Reisewunschliste gestrichen. Paris? Lieber nicht! Das belegen die Zahlen, die der örtliche Tourismusverband für das erste Halbjahr 2016 vorlegte: Im Vergleich zum Vorjahr haben mehr als ein Drittel weniger Touristen den Triumphbogen besichtigt, das Museum Grand Palais meldet einen Besucherrückgang von 44 Prozent, das Schloss Versailles von 20 Prozent, insgesamt verzeichnet der Großraum Paris ein Umsatzminus von 750 Millionen Euro. Urlaub in der Türkei, bislang eines der beliebtesten Reiseziele der Deutschen? Bloß nicht! Um etwa die Hälfte sind die Besucherzahlen dort eingebrochen.

Dafür drängen noch mehr Urlauber als sonst an die für sicher befundenen Orte wie die Strände von Mallorca. Wenn sie denn fliegen. Manche Menschen wollen gar nicht mehr ins Flugzeug steigen und haben Angst, sich an Flughäfen aufzuhalten. In die Ferien geht es bei ihnen nur noch mit dem Auto, der Bahn oder mit dem Fernbus zu entsprechend nah gelegenen Urlaubsorten. Und natürlich fühlen sie sich durch jede Terrorwarnung und jedes Ereignis wie die Festnahme des terrorverdächtigen Syrers aus Chemnitz im Oktober 2016 in ihrer Entscheidung bestätigt. Andere fliegen mit einem mulmigen Gefühl, egal ob ins Urlaubsparadies oder zu einem Geschäftstermin.

Unterwegs sein ist für viele Menschen heute ein Stressfaktor. Nicht nur das Fliegen ist mit Angst besetzt, auch in Regionalzügen fährt die Furcht vor Attentätern mit. Früher bin ich gerne Zug gefahren. Gerade wenn ich müde war, wie auf der täglichen einstündigen Rückfahrt von Borken, meinem ersten Einsatzort nach einer großen Katastrophe, hieß das für mich entspannen, die Augen zumachen, Zeitung lesen, und ich kam meiner Familie näher, auf die ich mich freute. Das erlebe ich im Moment anders. Ich bin seit dem Anschlag im Regionalzug bei Würzburg im Sommer 2016 wachsamer geworden und kann nicht mehr so gut loslassen. Und von dieser neuen Achtsamkeit berichten mir in letzter Zeit auch verstärkt Pendler, die jeden Tag die Regionalbahn nutzen. Sie sagen, die Fahrt sei nicht mehr das, was sie früher mal war, nämlich dass man dabei entspannen kann und lesen, ein Nickerchen machen, sich unterhalten oder Musik hören. Jetzt sind die Leute mehr auf der Hut. Sie kommen angespannt bei der Arbeit oder abends zu Hause an, weil die Zugfahrt in ihren Augen potenziell gefährlich geworden ist.

Und auch sonst erzählen mir die Menschen, dass sie insgesamt viel misstrauischer durch die Welt gehen als früher. Durch Städte fahrende LKWs werden plötzlich als potenzielle Mordinstrumente wahrgenommen. LKW-Fahrer wiederum haben seit dem Anschlag auf den Berliner Weihnachtsmarkt, bei dem der Attentäter zuvor den polnischen Fahrer erschossen und den Sattelschlepper entführt hatte, Angst vor Kidnapping und Mord.

An neuralgischen Orten wie beispielsweise Einkaufszentren oder großen Plätzen scannt man die Umgebung fast schon automatisch ab: Was hat die Tasche da drüben für eine seltsame Beule? Warum steht da dieser herrenlose Koffer? Wieso guckt der Typ da vorne so komisch und aus welchem Grund fummelt der in seinem Rucksack rum? Das ist ein bekanntes psychologisches Phänomen. Wenn man nach Alarmzeichen sucht, dass etwas nicht stimmt, oder nach Hinweisen darauf, dass Menschen sich merkwürdig verhalten, dann findet man sie auch.

All diese Verhaltensweisen zeigen: Wir sind nicht mehr entspannt. Und das hat natürlich nicht nur Konsequenzen für uns selbst, sondern auch für die Gemeinschaft, in der wir leben. Die neuen Ängste haben Einfluss auf das gesellschaftliche Klima in unserem Land. Die Entwicklungen und Veränderungen, die sie bewirken, beobachte ich als Psychologe mit einiger Sorge.

Die erschöpfte Gesellschaft: Angst als Stressverstärker

Loslassen, durchatmen, zu innerer Ruhe finden, in Balance kommen – das gelingt den Menschen in den westlichen Industrienationen heute grundsätzlich schlechter als in früheren Zeiten. Alle möglichen Umfragen kommen zu dem gleichen Ergebnis: Viele von uns stehen unter Stress. Diese Feststellung kann ich aufgrund meiner Erfahrungen in der Therapiearbeit nur bestätigen. Daher hat es mich auch nicht weiter verwundert, dass die Weltgesundheitsorganisation (WHO) Stress Anfang der 2000er Jahre zu einer der größten Gesundheitsgefahren des 21. Jahrhunderts erklärte.

Ich beobachte seit geraumer Zeit, dass das Anspannungsniveau bei vielen Menschen in unserer Gesellschaft steigt. Was genau sich dabei in ihrem Inneren verändert, beschreibe ich meinen Patienten in der Therapie mithilfe eines Koordinatensystems. Ich zeichne ein Liniendiagramm auf, bei dem die waagerechte Achse die Zeit, also den Tagesverlauf darstellt, und die senkrechte Achse das Anspannungsniveau. Dann zeichne ich eine wellenförmige Linie in das Koordinatensystem, die erklärt, welche verschiedenen Anspannungsniveaus wir im Laufe des Tages durchlaufen, von entspannt bis zu Spitzenwerten, wenn wir im Job Stress haben, uns mit dem Partner streiten, im Stau stehen oder an der Supermarktkasse eine gefühlte Ewigkeit warten müssen. Beim Anspannungsniveau gibt es einen bestimmten Grenzwert, den ich mit einer waagerechten Linie einzeichne. Überschreitet unsere Anspannung diese Linie, dann tut das uns und auch der Umwelt nicht mehr gut, weil wir uns in diesem Zustand nicht mehr angemessen verhalten können. Diese Linie überschreitet man am Tag in der Regel vielleicht zwei, drei Mal. Abends senkt sich die Anspannung dann irgendwann wieder auf den Stand ab, auf dem sie morgens gestartet ist. Bei einer gestiegenen Grundanspannung haben wir ein Problem: Wenn sie viel höher ist als normalerweise, dann startet die Anspannungskurve morgens von vornherein auf einem höheren Niveau, und das hat wiederum zur Folge, dass wir im Laufe des Tages sehr oft über die kritische Linie kommen, die anzeigt, wann die Anspannung beginnt, Schaden anzurichten. Das schaukelt sich sozusagen nach oben. Und das bleibt nicht ohne Folgen.

Ängste entfalten bei innerlich angespannten Menschen eine besonders ungesunde Wirkung, das wissen wir aus der Psychologie, und das habe ich auch schon im vorherigen Kapitel beschrieben. Wer sowieso schon unter Stress steht und, wie viele Deutsche, in einer Belastungssituation ist, weil er sich zum Beispiel Sorgen um seinen Arbeitsplatz macht oder im Job unter hohem Konkurrenzdruck steht, weil er Schulden hat oder Probleme mit den Kindern, weil er Angehörige pflegt oder selbst von einer schweren Krankheit betroffen ist, der verkrampft durch das stark angewachsene Unsicherheitsgefühl und das zunehmende Gefühl von Bedrohung immer mehr. Wie schwierig es sein kann, sich in solch einer Lage von der inneren Anspannung zu befreien, möchte ich am Beispiel einer Patientin aufzeigen.

Diese Patientin, Constanze, sagte in unserem ersten Gespräch: »Ich muss in meinem Beruf als Konzertpianistin immer zu den Besten gehören, sonst habe ich keine Chance. Der Konkurrenzkampf ist sehr hart.« Sie müsse bis zur Verausgabung kämpfen, um auch weiterhin erfolgreich zu sein, und bewege sich aufgrund dieser hohen beruflichen Belastung immer am Rande der totalen Erschöpfung. Seinen Ursprung hat ihr extrem hoher Leistungsanspruch bereits in ihrer Kindheit. Constanze suchte die Anerkennung ihres Vaters, der ihr stets das Gefühl vermittelte, nicht zu genügen, und die jüngeren Geschwister vorzog. Sie war eine sehr gute Schülerin, begann früh mit dem Klavierspielen, gab schon als Jugendliche Konzerte und gewann etliche Musikpreise. Dem Vater zuliebe studierte sie Jura und nicht Musik, obwohl es eigentlich ihr Traum war, Konzertpianistin zu werden. Parallel zum Jurastudium arbeitete sie allerdings weiter an ihrer Ausbildung zur Pianistin. Als ihr klar wurde, dass sie als Juristin nie glücklich werden würde, entschied sie sich schließlich, sich ganz auf die Karriere als Konzertpianistin zu konzentrieren.

Das alles hat immer vollen Einsatz von ihr gefordert, und das tut es auch heute noch. Andere halten sie für einen absoluten Gewinnertyp. Phantastisch, was sie alles leiste, wie erfolgreich sie sei, bekommt sie immer zu hören. Sie selbst empfindet die Situation aber völlig anders. Dadurch, dass sie sich ihr Leben lang so angestrengt habe, sei sie in einer dauernden Anspannung und immer in einer hektischen, gereizten Grundstimmung. Sie entwickelt außerdem immer wieder Krankheiten, die ganz eindeutig mit dem Stress, unter dem sie dauernd steht, in Verbindung zu bringen sind.

Als Ziel für die Therapie hat Constanze Gelassenheit und Loslassenkönnen definiert. Ich habe die üblichen Entspannungsübungen mit ihr eingeübt, wie progressive Muskelentspannung und autogenes Training. Aber das hat nicht funktioniert, sie konnte sich nicht darauf einlassen. Als ich sie fragte, wobei sie denn am ehesten entspannen könne, war ihre Antwort: »Beim Sport.« Diese Antwort höre ich häufig von Menschen, die beruflich sehr engagiert sind. Sie powern sich beim Laufen oder Radfahren total aus und sind dann aus Erschöpfung entspannt. Vor dem Hintergrund der aktuellen angespannten Lage in Deutschland wurde es nun noch schwieriger für Constanze, ihr Therapieziel zu erreichen: »Es wird nicht nur beruflich immer enger für mich. Alles ist insgesamt bedrohlicher und aufgeregter geworden.« Sie hat das Gefühl, es gebe in der Gesellschaft heute viel mehr Gegeneinander als Miteinander. Das verstärkt ihre Überzeugung, dass Gelassenheit und Loslassenkönnen in diesen Zeiten im Grunde unmöglich sind. Und sie sieht derzeit für sich keine Möglichkeit, aus der Daueranspannung und Erschöpfung herauszukommen.

Das Beispiel dieser Patientin macht deutlich, wie viel schwieriger der Umgang mit Stress und belastenden Situationen durch das aktuelle Unsicherheitsgefühl und die neuen Ängste für uns werden kann. Und wenn wir dem nicht entgegenwirken, sehe ich große Probleme für unsere seelische Gesundheit mit entsprechenden Folgen für die Gesellschaft auf uns zukommen.

Angst und Burnout

Seit vielen Jahren beschäftigt uns in Deutschland das Burnout-Problem. Burnout ist eine Modediagnose und eigentlich auch keine Diagnose im klassischen Sinn, sondern eine Zustandsbeschreibung. Doch wie man es auch bezeichnen mag, Burnout ist ein wichtiges Thema. Denn die Erkrankungen, die mit diesem Zustand einhergehen beziehungsweise durch die dieser Zustand sich manifestiert, sind in der Tat wesentlich häufiger geworden.

Über die Frage, warum die Zahl der diagnostizierten Erschöpfungsdepressionen gestiegen ist, wird in Expertenkreisen heftig gestritten. Wegdiskutieren lässt sich die Tatsache jedoch nicht, dass eine gestiegene Anzahl Menschen wegen Depressionen, Angst- oder Belastungsstörungen bei Ärzten und Therapeuten Hilfe sucht, und dass die Zunahme der Krankschreibungen aufgrund solcher Erkrankungen alarmierend hoch ist. Nach meiner Beobachtung – und die bestätigen mir viele Kollegen – hält diese Entwicklung in Richtung Burnout auch weiterhin an, und ich bin sicher, der permanente Alarmzustand, in dem sich viele Menschen befinden, wird das Problem sogar noch verstärken. Ich glaube durch meine klinische Erfahrung sehr klar feststellen zu können, dass das stark angestiegene Unsicherheitsgefühl aufgrund konkreter Ängste, sei es vor islamistischem Terror, sei es vor den vielen zu uns gekommenen Fremden oder vor zunehmendem Rechtsextremismus und Nationalismus die Grundanspannung bei vielen Menschen in Deutschland noch steigert. Und meine Prognose lautet: Wenn wir nicht lernen, konstruktiv mit unseren Ängsten umzugehen, dann verschiebt sich das Anspannungsniveau langfristig weiter nach oben, mit allen schwierigen Folgen: Es wird verstärkt zu Burnout-Problemen mitsamt den negativen Begleiterscheinungen wie vermehrten Arbeitsausfällen, Frühverrentungen und einem Anstieg der Gesundheitskosten kommen. Überspitzt formuliert könnte man sagen: Wir sind auf dem Weg zur Burnout-Gesellschaft. Und nicht nur das.

Aus psychologischer Sicht steht zu befürchten, dass bei einem weiter steigenden Anspannungsniveau die aggressiven Reaktionen im Alltagsleben zunehmen werden. Damit meine ich gar nicht unbedingt physische Gewalt, sondern Ausraster oder Aggressionen im täglichen Miteinander, wie man heute schon an der immens gestiegenen Anzahl von Hassmails im Netz sehen kann oder auch an Übergriffen innerhalb der Familie.

Interessanterweise sind ja gerade diejenigen Menschen oft keineswegs entspannt, die von sich behaupten, sie hätten keine Angst und würden sich so sicher fühlen wie eh und je, und die sich entsprechend nicht mit ihrem Unsicherheitsgefühl auseinandersetzen. Die kommen abends vom Job nach Hause, der Partner fragt: »Kannst du nicht die schmutzigen Schuhe ausziehen?«, und dann flippen sie aus und schreien los. Oder sie stauchen die Kinder zusammen, weil die sofort von ihren Schulerlebnissen berichten wollen. Die Anspannung, die sie unbewusst in sich tragen, bricht in solchen Momenten dann aus ihnen heraus. Und man muss kein Psychologe sein, um sich auszumalen, wie sich solche Reaktionen auf Dauer auf die Atmosphäre am Arbeitsplatz, in der Beziehung und in der Familie auswirken. Und dass die Zunahme an Aggressionen sich natürlich auch im gesellschaftlichen Klima negativ niederschlägt.

Seit Jahrzehnten leben fast alle Menschen unter der Maxime des Wachstums und der Vorstellung, alles muss immer mehr, besser, komfortabler und luxuriöser werden. Dieses Denken hat sich gehalten, obwohl der Club of Rome schon vor 45 Jahren auf die Grenzen des Wachstums hingewiesen hat, die es zu beachten gilt, wollen wir unsere Lebensgrundlagen nicht unwiderruflich zerstören. Mit der Grundhaltung, Anspruch auf mehr und mehr Konsum zu haben, fällt es schwer, zufrieden zu sein mit dem, was man hat. Stillstand ist in diesem Denken gleichzusetzen mit Rückschritt. Das halte ich für einen der entscheidenden Gründe für die immense Anzahl von Menschen mit Burnout-Problemen.

Viele Menschen, vor allem solche mit niedriger Bildung und damit geringeren Berufschancen, haben Angst, in der Konkurrenzgesellschaft abgehängt zu werden. Diese Angst wird potenziert durch die neuen Ängste vor Einwanderung,

Überfremdung, Gewalttaten, Rechtsradikalismus, dem Kontrollverlust des Staates beim Schutz der Grenzen und die dadurch empfundene Machtlosigkeit. Die Kombination aus der latenten Angst, nicht mehr mithalten zu können, und den neuen Ängsten erschöpft die Menschen. Als Rheinländer bin ich es gewöhnt, bei jeder Gelegenheit mit Menschen zu sprechen, ob beim Einkaufen, in der Autowerkstatt, beim Arzt, mit Schaffnern in der Bahn oder mit Taxifahrern. Und überall höre ich diese erschöpft-resignierte Haltung, in der neuerdings häufig auch Wut und Hass mitschwingen, weil man sich nicht gehört fühlt mit seinen Sorgen und »die da oben nichts für uns tun«.

Überforderung, Burnout, Nicht-gehört-werden, Erschöpfung und Resignation – das ist eine Gemengelage von Gefühlen, die eine Gesellschaft enorm schwächen kann. Die neuen Ängste spielen dabei eine tragende Rolle. Begegnet man ihnen nicht konstruktiv, sind wir auf dem Weg in eine erschöpfte und geschwächte Gesellschaft, die – zumal angesichts der jüngsten Terroranschläge – kaum in der Lage sein wird, die anstehenden Probleme der Integration der Geflüchteten zu lösen und dabei unsere freiheitliche Grundordnung zu erhalten.

Die überforderte Gesellschaft: Wenn alles zu viel wird

Als Gesellschaft sind wir heute »gefühlt« und tatsächlich mit enormen Belastungen konfrontiert. Die als bedrohlich empfundenen politischen Entwicklungen und die vielen Menschen, die bei uns Hilfe und Sicherheit suchen, haben Auswirkungen auf unsere Psyche, aber auch auf unser Leistungsvermögen. Wie viel davon kann der einzelne Mensch und wie viel kann die Gesellschaft tragen? Ab wann ist die Grenze zur Überforderung überschritten? Und was geschieht mit einer Gesellschaft, die überfordert ist?

Was, wenn den Liebsten etwas zustößt?

Eine Beobachtung erstaunt mich bei meinen Einsätzen als Notfallpsychologe immer wieder: In realen oder vermeintlichen Gefahrensituationen haben wir nicht unbedingt Angst um uns selbst, sondern oft viel mehr um unsere Liebsten und unsere Mitmenschen. Selbst Menschen, die sich in höchst gefährlichen Situationen befanden, fürchteten viel weniger um ihr eigenes Leben oder ihre körperliche Unversehrtheit als um das Wohlergehen ihrer Angehörigen.

Das habe ich bei Entführungsopfern gesehen oder 2010 bei den chilenischen Bergleuten, die 69 Tage in 700 Meter Tiefe ausharren mussten, und auch 1988 bei den deutschen Bergleuten in Borken, die ich begleitet habe, nachdem sie unter Tage eingeschlossen waren. Sie alle machten sich große

Sorgen um ihre Lieben, wie sie damit zurechtkommen, dass sie nicht wissen, was mit ihnen los ist und ob sie noch leben. Das ist, glaube ich, ein angeborener Mechanismus des Menschen. Die Bergleute in Borken haben mir erzählt, sie hätten ja gewusst, dass sie leben. Daher hätten sie um sich selbst gar nicht so große Angst gehabt. Viel bedrückender seien die Gedanken an die Lieben über der Erde gewesen. Die Männer haben sich immer ausgemalt, wie schrecklich das für die Angehörigen ist, jetzt zu Hause zu sitzen und nicht zu wissen, ob der Mann oder der Vater noch am Leben ist.

Genauso befürchten wir in unserer derzeitigen Situation unter Umständen zwar nicht, zum Beispiel selbst Opfer eines Terroranschlags zu werden, machen uns aber Sorgen, dass unserem Partner, unseren Kindern, Eltern oder Freunden etwas zustoßen könnte. Diese Sorgen wiegen häufig schwerer als die Angst um uns selbst, und sie können Menschen in bestimmten Situationen überfordern.

Dass man Angst um seine Lieben hat, ist natürlich an sich nichts Schlechtes. Wenn einen allerdings die eigene konkrete Lebenssituation oder die allgemeine Lage in der Gesellschaft stark belasten, kann sie überhandnehmen, wie ich es derzeit häufig bei Eltern beobachte. Die verstärkte Angst um ihre Kinder erleben diese Eltern dann als weitere Belastung bis hin zur Überforderung, und das wiederum kann auch auf die Kinder schädliche Auswirkungen haben.

Ich sehe im Moment sehr deutlich, dass verschiedene Ängste bei Müttern und Vätern wirken. Ich habe zum Beispiel mit jungen Eltern gesprochen, die massive Zukunftsängste beschäftigen. Sie machen sich keine Sorgen um ihre eigene Zukunft, sondern sie fragen sich angesichts der aktuellen Entwicklungen mit all den Kriegen, den Terroranschlägen und den politischen und gesellschaftlichen Spannungen in Europa und in unserem Land: Was ist das bloß für eine Welt, in die unsere Kinder da hineinwachsen? Wie wird sie in 20, 30 Jahren aussehen, was kommt da auf unsere Kinder zu?

Eltern von Teenagern, die einen Freiheitsdrang entwickeln, sich ausprobieren und in die Welt hinauswollen, sind ebenfalls in großer Sorge und versuchen ihre Kinder zu bremsen. Die Warnungen der Eltern vermischen sich mit den verstärkten Kontrollen, Sicherheitsmaßnahmen und Einschränkungen bei großen Partys, Ausflügen oder Reisen. Doch was von den Eltern gut gemeint ist und aus dem Wunsch heraus geschieht, ihre Kinder zu beschützen, tut der Entwicklung der Kinder gar nicht gut. Verstärkte Kontrollmaßnahmen führen dazu, dass Kinder verunsichert werden und selbst Ängste entwickeln. Durch zu viel Warnen und Einschränken geben Eltern ihre Befürchtungen an die Kinder weiter. Die Kinder werden übervorsichtig und trauen sich nichts mehr zu. Sie können sich weniger bewähren und an ihren Erfahrungen wachsen. Aus der Lerntheorie wissen wir, dass viele Ängste durch Lernprozesse entstehen. Das bedeutet, Kinder lernen von Eltern, die bestimmte Ängste zeigen, diese zu übernehmen.

Ich befürchte, in Zeiten verängstigter Eltern gibt es auch viele verängstigte Kinder, die lernen, dass die Außenwelt böse, feindlich und gefährlich ist. Ängstliche Kinder sind Kinder, die sich schnell überfordert fühlen. Sie sind weniger offen und skeptisch allem gegenüber, was außerhalb der von ihren Eltern definierten, sicheren Welt ist. Eine mögliche Folge aus psychologischer Sicht ist, dass sie schneller Vorurteilen erliegen und weniger bereit sind, sich mit Neuem auseinanderzusetzen. Sie wurden schließlich eindringlich davor gewarnt. Das wirkt sich natürlich unter anderem auf das soziale Klima aus. Nehmen wir das Thema Flüchtlinge. Kinder von extrem ängstlichen Eltern werden weniger leicht positive Erfahrungen machen und Ängste vor dem Unbekannten abbauen, weil sie Fremde meiden und so nicht ins Gespräch mit ihnen kommen. Da gehen viele Möglichkeiten der Begegnung und des Aufeinanderzugehens verloren.

Hier setzt aus psychologischer Sicht eine fatale Reaktionskette ein: Die neuen Ängste verstärken die Angst der Eltern um ihre Kinder. Das führt bei den Eltern zu Überforderung. Durch die Überforderung entwickeln die Ängste eine noch größere Dynamik und übertragen sich auf die Kinder. Auch die reagieren mit Überforderung, was zu einem Verhalten führt, das es unmöglich macht, vorhandene Ängste zu überwinden. So dreht sich die Angstspirale immer weiter und verhindert positive Entwicklungen in unserem Land, wie etwa ein harmonischeres Miteinander der alteingesessenen und neu dazugekommenen Menschen, wenn wir dem nicht Einhalt gebieten.

Hilfsbereitschaft und ihre Grenzen

Was wir allzu leicht vergessen: Viele Deutsche haben selbst erfahren, was es bedeutet, seine Heimat zu verlieren und auf die Hilfsbereitschaft anderer Menschen angewiesen zu sein. Bis zu 14 Millionen Menschen waren nach 1945 von Flucht und Vertreibung betroffen und mussten ihre Heimat in Ost- und Ostmitteleuropa verlassen. In Deutschland wurden sie häufig nicht mit offenen Armen empfangen. Im Gegenteil, den Flüchtlingen schlugen vielerorts Misstrauen, Ablehnung oder sogar Hass entgegen. Sehr viele deutsche Staatsbürger haben also Ähnliches erlebt wie die zu uns gekommenen Flüchtlinge heute. Wie geht es diesen Menschen angesichts des Flüchtlingsstroms und der daraus entstandenen Ängste in der Bevölkerung? Eine 75-jährige Erzieherin im Ruhestand mit einem sehr bedrückenden Flüchtlingsschicksal, das stellvertretend für viele steht, hat mir ihre Geschichte erzählt. Ich gebe sie absichtlich so ausführlich wieder, weil sie vieles von dem, was wir derzeit erleben, verständlicher macht.

Eva wurde 1941 im heutigen Polen in der Nähe von Breslau geboren. Ihren Vater hat sie nie kennengelernt, er fiel als Soldat im Krieg. Nach Ende des Krieges, sie war gerade fünf Jahre alt, wurde ein Großteil der Deutschen aus Polen vertrieben. Eva, ihr älterer Bruder, die Mutter und die Großmutter flohen ins heutige Tschechien. Auf der Flucht bekam Eva immer wieder Vergewaltigungen durch russische Soldaten mit. Die habe sie nicht einordnen können, erinnert sie sich, sie hätten ihr aber große Angst gemacht. Die Großmutter überlebte die Strapazen nicht, sie starb auf der Flucht. Durch andere Geflohene erfuhr die Mutter nach einer Weile, in ihrem Heimatort sei es gar nicht so schlimm, und so entschloss sie sich, dorthin zurückzukehren. Sie wollte unbedingt wieder in ihrem mit ihrem Mann erbauten Haus leben. Es wurde eine schwierige Reise mit zahlreichen Unterbrechungen, Komplikationen und vielen Entbehrungen. Von dem Wenigen, das es zu essen gab, ernährte die Mutter in erster Linie die Kinder. Sie selbst war halb verhungert, und als sie endlich in ihrem Heimatort ankamen, erkrankte sie schwer. Schnell erkannte die Mutter, dass es ein Fehler gewesen war, zurückzukehren, denn bei den Polen waren sie nicht willkommen, sondern verhasst. Sie wurden erneut vertrieben und mussten sich wieder auf die beschwerliche und gefährliche Flucht machen. Vor Schwäche, und weil es keine Medikamente gab, starb die Mutter 35-jährig auf dieser zweiten Flucht. Kurz vor ihrem Tod rang sie ihrem achtjährigen Sohn noch das Versprechen ab, immer für Eva zu sorgen.

Eva und ihr Bruder waren jetzt Vollwaisen und kamen in ein Waisenhaus im deutschen Görlitz. Eva hat dunkle

Erinnerungen an riesige Schlafsäle und unfreundliche Erzieherinnen. Sie habe sich minderwertig gefühlt, weil sie im Gegensatz zu vielen anderen Kindern, die immerhin noch einen Elternteil hatten, allein war. Eva sagt, sie habe zwar ihren Bruder gehabt, der kaum von ihrer Seite wich, aber sie habe sich so schlecht, verlassen, hilflos und wertlos gefühlt, dass sie als Sechsjährige wieder anfing einzunässen. Darauf reagierten die Erzieherinnen mit abwertenden Bemerkungen und teilweise sogar mit Schlägen, was sie in noch größere Verzweiflung trieb.

Schließlich wurde ein Bruder der Mutter gefunden, der in Hamburg mit seiner Frau und einem kleinen Kind in einer Eineinhalb-Zimmer-Wohnung wohnte. Er sollte das verwaiste Geschwisterpaar aufnehmen. Auch hier merkte Eva schnell, dass sie nicht wirklich willkommen war. Ihr Bruder, der blond und blauäugig war und mehr Charme besaß als sie, wurde vorgezogen. Sie war gewissermaßen das »Aschenputtel«, musste die Schuhe für die ganze Familie putzen, den Abwasch machen und wurde für alle unangenehmen Pflichten und Tätigkeiten herangezogen. Eva hatte keine Ansprüche zu stellen und wurde von den Pflegeeltern für Widerworte mit einem Stock oder einem Lederriemen geschlagen. In der Schule und auf der Straße hörte sie immer wieder den abfälligen Satz »Das sind ja die Flüchtlinge!«, der bis heute in ihr nachhallt.

Weil sie schulisch nicht gefördert wurde und auch zu Hause keine Unterstützung bekam, schaffte es Eva nicht an eine höhere Schule. Eigentlich hatte sie Krankenschwester werden wollen, doch das war mit ihrem Schulabschluss nicht möglich. Die Pflegeeltern entschieden, dass sie Schuhverkäuferin werden sollte. In der Lehre fühlte sie sich rechtlos und war nicht in der Lage, sich gegen die sexuellen Übergriffe durch ihren Chef zu wehren. Mit 16 lernte sie ihren Mann kennen, einen 19-Jährigen mit einer ähnlich belasteten Biografie wie der ihren. Die beiden klammerten sich in ihrer Verlorenheit aneinander, mit 20 war Eva schwanger und bekam das erste von fünf Kindern. Ihr Mann wurde bald untreu und zeigte wenig Verantwortung für seine Frau und die Kinder. Das fünfte Kind bekam sie alleine zu Hause, der Mann schlief derweil und zeigte keinerlei Interesse. Nach diesem Erlebnis starb Evas Liebe endgültig, erzählt sie, und sie ließ sich scheiden. Durch das Kennenlernen von, wie sie sagt, »guten Menschen« wurde ihr von Kindheit an bestehender Wunsch, anderen Menschen zu helfen, bestärkt. Sie machte eine Ausbildung als Erzieherin und arbeitete bis zur Rente in diesem Beruf.

Das Gefühl einer tiefen Traurigkeit und einer immer wieder empfundenen Minderwertigkeit hat Eva nie verlassen. Sie sei durch ihre Erlebnisse sehr sensibel für alles Leid geworden, sagt sie. Die Flüchtlinge täten ihr furchtbar leid. Besonders das Schicksal der Kinder könne sie kaum ertragen, das sei »unendlich schrecklich«. Sie kann nicht verstehen, dass Politiker es zulassen, dass Kinder ihre Eltern verlieren, verletzt werden und sich auf die gefährliche Flucht machen müssen. Sie findet, dass wir uns um jedes einzelne dieser Kinder kümmern müssen, dass jedes Kind eine liebende Bezugsperson haben muss. Rückblickend auf ihr eigenes Schicksal sagt sie, sie hätte eine Art »Paten« gebraucht, um aus ihrer Verzweiflung und dem Gefühl von Minderwertigkeit herauszukommen, um gefördert zu werden und im Leben erfolgreich zu sein. »Es braucht Menschen, die sich der Kinder annehmen«, erklärt Eva, und wir dürften nicht die gleichen Fehler machen wie nach dem Krieg, dass diese Kinder sich als Menschen zweiter Klasse fühlen müssen. Mit Blick auf ihre eigene Vergangenheit steht für Eva fest, dass es keinen anderen Weg gibt als den der Menschlichkeit.

Dabei ist sich Eva durchaus bewusst, dass es auch Probleme durch die Flüchtlinge gibt, und dass Deutschland wie ganz Europa viel zu wenig darauf vorbereitet gewesen sind, wie es ist, wenn ein Land viele Fremde aufnimmt beziehungsweise wenn man in ein Land kommt, in dem ganz andere Sitten herrschen als in der eigenen Heimat. Aus ihrer eigenen Geschichte als deutsches Flüchtlingskind in Deutschland formuliert sie jedoch mit beachtlicher Klarheit und Stärke: »Wir haben in Deutschland genug Möglichkeiten zu helfen, wir sind ein reiches Land. Wir müssen denen helfen, die als Flüchtlinge zu uns gekommen sind.« Aber sie weiß, dass auch unsere Kapazitäten begrenzt sind. Sie selbst würde zum Beispiel gerne ein Flüchtlingskind aufnehmen, was jedoch in ihrer Zweizimmer-Wohnung nicht geht: »Wir dürfen nicht den Fehler machen, dass es wieder zu viele sind, und dann viele hintenrunterfallen, weil man nicht die Zeit und Kraft hat, sich um sie zu kümmern, so wie es bei mir damals war.«

Ich teile Evas Ansicht, was die Berücksichtigung der eigenen Kapazitäten angeht. Ich bin überzeugt, sehr viele Menschen in Deutschland wollen den Flüchtlingen helfen. Und wir können das auch. Die Frage ist nur: Bei wie vielen können wir das? Und wo fängt die Überforderung an? Aus der Psychotherapie kenne ich das Problem sehr gut. Ich weiß genau, was passiert, wenn Menschen sich viel zu viel vornehmen: Ihre überhohen Ansprüche führen zum Scheitern. Sie verzetteln sich, brennen aus, schaffen am Ende gar nichts mehr und fallen in die Depression. In der Therapie kommen sie in der Regel nach einem langen Leiden zu der Einsicht, dass es besser ist, sich realistische Ziele mit geringerem Anspruch zu setzen, die man dann auch verwirklichen kann. Aus diesem Grund halte ich es für unumgänglich, dass wir uns auch gesellschaftlich unsere Kapazitätsgrenzen eingestehen.

Am Beispiel der Traumatherapie mit Asylsuchenden, auf die ich später näher eingehen möchte, wird deutlich, wie man der Situation aus psychologischer Sicht begegnen sollte: Es ist besser für die Betroffenen, wie auch für unser Gewissen, weniger Menschen effektiv zu helfen und ihnen damit die Voraussetzung für eine gute Integration zu ermöglichen, als eine große Masse von nicht oder ungenügend behandelten Traumatisierten zu haben, die mit ihrem Leben unzufrieden sind und für die Gesellschaft zu Problemfällen werden.

Dass wir aktuell an die Grenzen unserer Kapazitäten stoßen, ist meines Erachtens nicht zu übersehen. Im September 2015 erlebte Deutschland etwas so noch nicht Dagewesenes: Hunderttausende Flüchtlinge wurden mit offenen Armen empfangen, eine riesige Welle der Hilfsbereitschaft erfasste das ganze Land. Die Menschen spendeten Nahrungsmittel, Kleidung, investierten Energie und Zeit, um mit anzupacken. Dieser Willkommenskultur ist im Laufe eines Jahres die Luft zum Teil ausgegangen, die Stimmung in Deutschland hat sich gewandelt. Die Euphorie ist der Skepsis gewichen: Nicht nur die Angst vor Terror, auch die gestiegenen Zweifel, ob unser Land der Aufgabe gewachsen ist, all diesen Menschen zu helfen, und ob die Integration der Flüchtlinge gelingt, zeigen Wirkung. Die Hilfsbereitschaft den Flüchtlingen gegenüber ist immer noch enorm. Doch selbst die engagiertesten Helfer und auch die Kapazitäten von Staat, Ländern und Gemeinden stoßen irgendwann an ihre Grenzen.

In Gesprächen sagen mir Menschen immer wieder, sie hätten nichts gegen Flüchtlinge, aber ich höre häufig den Satz: »Es sind einfach zu viele.« Also nicht dass Flüchtlinge und Migranten in Deutschland leben, wird als problematisch wahrgenommen, sondern dass es zu viele sind. Auch zahlreiche Patienten von mir sehen das so. Die Angst, dass unser Land mit dieser Aufgabe überfordert sein könnte, spiegelt sich zudem in den Ergebnissen der bereits zitierten Umfrage der R+V Versicherung zu den Ängsten der Deutschen 2016. Bei den Erhebungen im Frühjahr 2016 äußerten 66 Prozent der Befragten die Befürchtung, dass die einzelnen Bürger, aber eben auch die Behörden durch den Zuzug der vielen Flüchtlinge überfordert und überlastet sind. Viele Menschen fühlen sich durch die Menge der Flüchtlinge an ihre Grenzen gebracht und in diesem Punkt nicht ausreichend von der Politik unterstützt. Dass die Politiker selbst mit der Flüchtlingskrise überfordert sind, befürchteten zu diesem Zeitpunkt 65 Prozent der Befragten. Es steht zu bezweifeln, dass sich dieses Gefühl bei den Menschen bis heute signifikant verändert hat.

Was bedeuten diese Sorgen und Ängste für unsere Gesellschaft? Aus psychologischer Sicht halte ich es für unumgänglich, dass diese Bedenken der Mehrheit unserer Bevölkerung gehört und bei politischen Entscheidungen beachtet werden. Geschieht dies nicht, droht die Gefahr, dass sich viele Menschen nicht mehr von unseren Politikern repräsentiert fühlen und sich frustriert von den demokratisch gewählten Parteien abwenden. Populisten und Extremisten warten mit offenen Armen auf sie. Werden Bedenken und Sorgen der Bürger um ihre Sicherheit nicht ernst genommen, steigert das deren Angstgefühle. Bei einer solchen Entwicklung besteht vor allem die Gefahr der inneren Abschottung.

Ich nehme bei vielen Menschen die zunehmende Haltung wahr, keine Fremden mehr ins Land lassen zu wollen. In Meinungsumfragen kann man beobachten, dass es die steigende Tendenz gibt, keine weiteren Flüchtlinge mehr aufnehmen zu wollen. Nach der Willkommenskultur im September 2015 veränderte sich das Stimmungsbild in Deutschland in einer unglaublichen Geschwindigkeit. Schon Anfang 2016 zeigte eine Umfrage von Infratest dimap für die NDR-Sendung »Panorama – Die Reporter«, dass nur noch elf Prozent der Menschen hierzulande weiterhin Flüchtlinge ohne Begrenzung aufnehmen wollten. 21 Prozent der Befragten sprachen sich sogar dafür aus, gar keine Flüchtlinge mehr aufzunehmen, der Rest wünschte sich Regeln, die den Zuzug begrenzen.

Viele Menschen wünschen sich jetzt einfache Lösungen und starke Figuren, die diese einfachen Lösungen durchsetzen. Wenn das passiert, wenn ein Land Zäune hochzieht und sich einigelt, dann hat das die gleichen Auswirkungen auf die Gesellschaft wie Rückzug und Vermeidungsverhalten auf Individuen. Die Beobachtung, die wir beim Einzelnen machen, kann man genau so auf die Gesellschaft übertragen, nämlich dass jedes Vermeidungsverhalten, das aus einem Gefühl der Unsicherheit resultiert, zur Verstärkung der Ängste führt. Aus fachtherapeutischer Sicht ist ein vollkommener Rückzug, ein Sich-Abschotten daher der falsche Weg.

Die neurotische Gesellschaft: Wenn Menschen überreagieren

Sind wir unter dem Eindruck von Terroranschlägen und anderen in jüngster Zeit geschehenen Gewalttaten auf dem Weg, eine neurotische Gesellschaft zu werden, in der die Menschen ständig überreagieren? Vor allem nach dem Amoklauf in München bekam ich diese Frage häufig gestellt. Meine Antwort als Psychologe: Es kommt ganz darauf an, wie wir mit den Ängsten umgehen, die uns heute belasten. Wenn wir der Angst erliegen und ihr nichts entgegensetzen, dann sehe ich große Probleme auf uns zukommen. In diesem Fall entwickelt sich die Angst mit der Zeit zur allumfassenden Eigenschaft. Diese Angst führt, wie ich es an anderer Stelle bereits beschrieben habe, dazu, dass wir Situationen auch ohne akute Bedrohung als gefährlich einschätzen, zum Beispiel den Besuch eines Weihnachtsmarkts oder den Aufenthalt auf einem Bahnhof. Das wäre dann tatsächlich der Weg in eine neurotische Gesellschaft.

Und diese Vorstellung bereitet mir persönlich Sorgen. Denn eine wirklich angstvolle, neurotische Gesellschaft reagiert in akuten Bedrohungssituationen eher panisch als besonnen. Als Psychologe weiß ich, ein angstgeprägter Mensch fühlt sich schnell angegriffen und schlägt dann zurück. Und selbst wenn man das nicht eins zu eins auf die Gesellschaft übertragen kann, so ist es aus psychologischer Sicht nicht auszuschließen, dass eine neurotische, von Angst gelenkte Gesellschaft mit einer entsprechenden politischen Führung aggressiv wird und schlechte Entscheidungen fällt.

Wir erleben im Moment eine Zeitenwende. Jetzt muss sich erweisen, ob wir es schaffen, mit den neuen Gefahren und den neuen Ängsten adäquat umzugehen. Oder ob wir angesichts dieser Herausforderungen tatsächlich zu einer von neurotischer Angst geprägten und getriebenen Gesellschaft werden – und damit Tür und Tor geöffnet wären für negative politische und gesellschaftliche Entwicklungen. Wir sind gerade sehr gefordert, verantwortungsbewusst, besonnen und klug zu reagieren. Das betrifft zuallererst die Politik und die gesellschaftlichen Institutionen.

Wie falsche Rhetorik Angst schürt

Der französische Präsident François Hollande sagte nach den Anschlägen im November 2015 in Paris: »Frankreich ist im Krieg.« Auch Bundespräsident Joachim Gauck sprach in diesem Zusammenhang von einer »neuen Art von Krieg«. Papst Franziskus sah in den Anschlägen sogar eine Art Dritten Weltkrieg. Ich finde es ausgesprochen unklug, solche Formulierungen zu wählen. Aus psychologischer Sicht ist die Kriegsrhetorik sehr gefährlich, weil sie Ängste schürt. Wir dürfen nicht vergessen: Krieg ist das maximale Schreckensszenario, es bedeutet Tod, Leid, Zerstörung, Verlust.

Ich habe eine interessante Beobachtung gemacht: Von Menschen, die noch den Zweiten Weltkrieg miterlebt haben, höre ich häufig, nicht die Bilder vom Krieg in Syrien würden Ängste bei ihnen auslösen. Darauf reagieren sie eher traurig, vor allem aber empathisch, und sagen Sätze wie: »Ich weiß genau, wie furchtbar das ist«, »Ich weiß noch aus meiner eigenen Kindheit, wie schrecklich das war, wenn wir unten im Keller saßen und oben das Haus bombardiert wurde«. Die Kriegsrhetorik der Politiker und die Aussagen von Papst

Franziskus jedoch haben große Angst bei ihnen ausgelöst und Gedanken wie: »Ist es wirklich so schlimm? Geht das jetzt auch bei uns wieder los?«

Die unglückliche Wortwahl des Papstes beschäftigte auch die Teilnehmer meines Seminars in einem Franziskanerkloster, von dem ich schon berichtet habe. Bei diesem Seminar ging es um Terrorängste. Die Teilnehmer der Veranstaltung waren Katholiken, alles sehr aktive, engagierte Menschen, die durch die Aussage von Papst Franziskus verstört und verunsichert waren. Gerade dieser Papst, der schon so viel Gutes und Menschliches getan und angestoßen hat und der für sie eine wichtige Orientierung darstellt, sagt, dass wir im Krieg sind. Für diese an christlichen Werten orientierten Menschen, die sich durch die christliche Ethik aufgefordert fühlen, friedliche, menschliche Lösungen für Konflikte zu finden, war das sehr irritierend. Sie fühlten sich vor den Kopf gestoßen, hatte ich den Eindruck. Auch ich habe bis heute nicht nachvollziehen können, wieso er in diese Rhetorik verfallen ist. Man muss sich ja durchaus die Frage stellen, was das faktisch bedeutet, wenn wir angeblich im Krieg sind. Wie soll dieser Krieg aussehen? Wer muss kämpfen? Herrscht jetzt Kriegsrecht?

Ich halte den Ausdruck Krieg auch deswegen für gefährlich und ungeeignet, weil er uns auf ein Kampfdenken reduziert. Letztendlich bedeutet Krieg, entweder mein Feind stirbt oder ich sterbe. Es läuft also auf die totale Konfrontation hinaus und auf die Vernichtung des Gegners. Jetzt kann man natürlich sagen, die Islamisten haben dem Westen den Krieg erklärt und wollen uns tatsächlich vernichten. Das macht uns allen Angst, und ja, wir müssen uns natürlich verteidigen. Aber ich halte den Begriff dennoch nicht für angemessen, denn wenn wir in diese Rhetorik verfallen, engen wir uns bei der Lösungssuche stark ein, und das führt uns mit Sicherheit nicht weiter.

Politiker und andere Persönlichkeiten, an denen Menschen sich orientieren, tragen hier eine große Verantwortung. Mit Kriegsrhetorik zu agieren ist ein Spiel mit dem Feuer. Wir alle sollten innehalten und uns gut überlegen: Wollen wir das wirklich zulassen, dass die Angst uns dahin bringt, zu glauben, wir befänden uns in einem Krieg mit all seinen furchtbaren Konsequenzen?

Wie aber können und sollen Politiker kommunizieren, um nicht unnötig weiter Ängste in der Gesellschaft zu schüren? Nach dem Anschlag auf der norwegischen Insel Utøya lautete die politische Reaktion: Wir antworten mit mehr Demokratie und mehr Offenheit. Auch wenn die Situation vollkommen anders war, hat diese sehr kluge Entscheidung den Menschen doch geholfen und sie gestärkt. Ganz im Gegensatz zu dem, was nach Paris passierte. Das Vokabular des französischen Präsidenten bewirkte, dass sich die Menschen nun verstärkt Sorgen machen und das Klima in der Gesellschaft sich verschlechtert hat.

Im Grunde liegen sehr viele von uns auf der Lauer und warten, wann passiert der nächste Anschlag. Die Menschen haben Angst oder sind zumindest sehr beunruhigt. In solch einer Situation müssen die Politiker – das sehe auch ich als Psychologe so – stark und sicher auftreten. Es ist eine zentrale Aufgabe des Staates, seinen Bürgern Schutz zu geben. Und die Bürger in Deutschland haben natürlich gerade jetzt ein ausgeprägtes Schutzbedürfnis. Sie wollen starke Politiker haben, denen sie vertrauen können und bei denen sie sehen, dass sie die Gefahren ernst nehmen. Also müssen Politiker entsprechende Signale aussenden. Ihre deutliche Botschaft muss sein: Wir befinden uns in einer ernsten Situation, in der wir als Staat höchst wachsam und sehr wirksam sein müssen. Und in der wir alle Mittel einsetzen werden, die dem Rechtsstaat zur Verfügung stehen.

Dabei sollten sie besonnen, ruhig und klar auftreten. Politiker sollten den Ernst der Lage also durchaus betonen, ihn aber nicht überbetonen. Zudem sollten sie im Rahmen der Möglichkeiten offen kommunizieren. Die Bürger dürfen nicht das Gefühl haben, dass die Verantwortlichen mehr wissen, als sie ihnen sagen. Das müssen Politiker bei ihren Formulierungen immer bedenken.

Und was die Menschen vor allem hören wollen und was angesichts der aktuellen Gefährdungslage auch tatsächlich wichtig ist zu hören, ist die klare Aussage: »Wir sind stärker! Ja, diese Terroristen sind mit ihren Angriffen teilweise erfolgreich, aber letztendlich kriegen wir das in den Griff!« Das finde ich als Botschaft ganz wichtig. Diese Zusicherung vonseiten des Staates, wir zeigen uns wehrhaft und wir schützen und bewahren das, was uns wichtig ist. Wie sensibel das Thema Schutz der Bürger ist, haben die Vorfälle in Köln gezeigt. Nach der Silvesternacht 2016 hatten die Menschen den Eindruck, die Polizei war nicht Herr der Lage, und das hat für starke Verunsicherung gesorgt, mit wiederum negativen Auswirkungen auf das gesellschaftliche Klima.

Die Politiker stoßen hier natürlich an Grenzen, denn sie stehen vor einer letztlich unlösbaren Aufgabe. Sie müssen den Bürgern Sicherheit vermitteln. Aber wenn sie sagen: »Wir haben alles im Griff, alles ist gut«, und dann passiert wieder ein Anschlag wie auf dem Berliner Weihnachtsmarkt, sind sie unglaubwürdig. Sie können also nur sagen: »Wir sind wachsam, und am Ende wird unsere demokratische Gesellschaftsordnung stärker sein als die Terroristen. Aber das heißt nicht, dass wir jeden Anschlag verhindern können.«

Angst zerstört das Wir-Gefühl: Auf dem Weg zu einer gespaltenen Gesellschaft

Unsere Gesellschaft driftet auseinander, diese beunruhigende und bedrückende Entwicklung verfolge ich schon länger. In den vergangenen Jahren wurde die Kluft zwischen Arm und Reich stetig größer und im sozialen Klima immer deutlicher spürbar. Nun treibt die Angst weitere Risse durch unser Land und ist auf dem besten Wege, die Gesellschaft in unversöhnliche Fraktionen zu spalten. Es sei denn, es gelingt uns in absehbarer Zeit, dem Auseinanderdriften Einhalt zu gebieten.

Worüber entzweien sich die Menschen in Deutschland? Die derzeit größten gesellschaftlichen Konflikte werden von der Angst vor Flüchtlingen, vor Terrorismus und von der Angst vor politischer Radikalisierung und deren Folgen befeuert.

Ein typisches Beispiel für die Spaltkraft des Konfliktthemas Flüchtlinge spielte sich im Hamburger Stadtteil Blankenese ab. Hier sollte ein Flüchtlingsheim entstehen, das ein Teil der künftigen Nachbarn befürwortete oder zumindest nicht ablehnte, während ein anderer Teil erbittert dagegen kämpfte. Im April 2016 landete der Fall schließlich vor dem Hamburger Verwaltungsgericht. Durch die Nachbarschaft zieht sich seither ein tiefer Graben. Die Stimmung zwischen Befürwortern und Gegnern sei vergiftet, heißt es, man rede nicht mehr miteinander.

Als Psychologe sehe ich in den Protesten wie auch in der Gewalt gegen Asylunterkünfte eindeutige Angstreaktionen. Die Menschen haben Angst vor dem Fremden, und sie haben

Angst vor materiellen Verlusten. Bessergestellte befürchten zum Beispiel einen Wertverlust ihrer Immobilie, wenn in der Nachbarschaft ein Flüchtlingsheim entsteht. Wirtschaftlich schlecht gestellte Menschen fürchten angesichts der vielen Flüchtlinge um ihre Existenz. Sie begreifen Asylsuchende als Konkurrenz im Kampf um die Zuwendungen des Sozialstaats. Je tiefer wir in die sozialen Schichten gehen, desto größer ist die Angst, etwas zu verlieren.

Dieses Bild zeigte sich mir jedenfalls in unzähligen Gesprächen, die ich geführt habe. Die Leute sagen, sie haben Angst, dass ihnen von dem wenigen, das sie haben, auch noch etwas genommen wird. Das sind ganz konkrete Ängste: »Die Flüchtlinge kriegen alles, für die fließt so viel Geld, und für mich bleibt weniger übrig.« »Ich komme so schon kaum klar, und jetzt nehmen die mir weg, was ich dringend zum Leben brauche.« Bezahlbaren Wohnraum zum Beispiel oder Jobs für unqualifizierte Arbeitskräfte. Ob das wirklich so ist, ist eine andere Frage. Aus welchen Töpfen etwa die Gelder für die Flüchtlinge kommen und ob das wirklich zulasten anderer Bevölkerungsschichten geht, darüber wissen die wenigsten Bescheid. Diese Menschen haben nur einfach das Gefühl, zu kurz zu kommen. Allerdings sind die Wut und die Verbitterung einer meiner Patientinnen, einer älteren Frau, die vier Kinder großgezogen und 32 Jahre gearbeitet hat und nun von ihrer kleinen Rente kaum überleben kann, nachvollziehbar, wenn sie sagt: »Die haben nie in unsere Sozialsysteme einbezahlt und stehen mit der staatlichen Unterstützung besser da als ich mit meiner Rente!«

In diesen Ängsten steckt ein enormes Gefahrenpotenzial für die Gesellschaft. Bei Menschen, die spüren, dass sie mit ihren Sorgen und Ängsten nicht ernst genommen oder akzeptiert werden, besteht die große Gefahr, dass sie abdriften und wirklich zu Rassisten werden. Als Psychologe möchte ich ganz klar feststellen: Wer, aus welchen Gründen auch immer, Angst vor Flüchtlingen hat, ist nicht automatisch ein Rassist oder der extrem rechten politischen Ecke zuzuordnen. Angst ist zunächst einmal eine Reaktion, die wir intellektuell nicht so leicht steuern können.

Was wir allerdings steuern können, ist die Reaktion auf die Angst, also die Konsequenzen, die wir aus ihr ziehen. Ob wir vor Gericht gehen, fremdenfeindliche Parolen brüllen und Häuser anzünden. Oder aber ob wir versuchen, miteinander in den Dialog zu kommen, und nach konstruktiven Lösungen für alle suchen. Im Moment wird die Kluft zwischen den Menschen, die sich für Flüchtlinge engagieren, und denen, die Flüchtlingen ablehnend oder gar feindselig gegenüberstehen, größer und damit für den Zusammenhalt in der Gesellschaft immer gefährlicher.

Wenn Ängste instrumentalisiert werden

Eine ähnliche Polarisierung lässt sich in der Politik verfolgen. Das Erstarken der rechten Parteien, die von den Ängsten der Menschen politisch profitieren und diese Ängste gezielt instrumentalisieren, sorgt in vielen europäischen Ländern für Unruhe, Verunsicherung und eine klare Frontenbildung. Auch bei uns in Deutschland ist das zu beobachten. In den Gesprächen, die ich führe, kann ich klar zwei Positionen ausmachen: Die einen verunsichert das von diesen Parteien vertretene nationalkonservative Denken mit seinen klar fremdenfeindlichen, teils undemokratischen und rechtsradikalen Tendenzen. Andere finden, dass Politiker wie Viktor Orbán in Ungarn es genau richtig machen, und sympathisieren mit den rechten Populisten in Frankreich, Holland, Polen oder Österreich. Ein Teil der Menschen in unserem Land hat sich in den vergangenen Jahren politisch stark nach rechts bewegt und vertritt extreme Positionen. Durch die Flüchtlingskrise hat sich diese Tendenz weiter verstärkt.

Einem Großteil der Menschen in unserem Land bereitet vor allem die Radikalisierung größte Sorge. Das zeigen Studienergebnisse, und ich selbst höre es in vielen Unterhaltungen, sei es mit Kollegen, mit Freunden, bei Veranstaltungen oder in der Therapie. Die Menschen befürchten, dass sich rechtsradikales Gedankengut noch weiter ausbreitet, und haben Angst vor der zunehmenden rechtsextremistischen Gewalt. 2015 gab es allein über 1000 Attacken auf Flüchtlingsheime, 2016 lag die Zahl laut Bundeskriminalamt mit 921 Angriffen bis November ähnlich hoch. Im September 2016 explodierte vor einer Moschee in Dresden eine Bombe. Überall im Land werden Politiker, die sich für Flüchtlinge engagieren und sich für Flüchtlingsunterkünfte einsetzen, mit anonymen Hassmails und Drohungen im Internet überzogen oder sogar tätlich angegriffen. Das habe ich auch hier bei uns in der Gegend mitbekommen. 317 Straftaten dieser Art gegen Politiker hat die Polizei 2016 laut Bundeskriminalamt bis November registriert. Einige Politiker haben inzwischen sogar ihren Posten aufgegeben oder kandidieren nicht mehr.

Diese Aggression und der unheimliche Hass der Rechtsradikalen gegen Andersdenkende, Flüchtlinge und alle, die sich für sie engagieren, erfüllt viele, auch mich, mit Angst. Dass diese Angst nicht unbegründet ist und Rechtsextremisten und Rassisten wirklich immer häufiger gewalttätig werden, belegen Zahlen des Bundesinnenministeriums vom Mai 2016. Demnach stieg die Zahl rechter Gewalttaten 2015 um mehr als 44 Prozent auf einen Rekordwert von 1485 Fälle. Wir haben ein vor zwei Jahren noch unvorstellbares Ausmaß an Gewalt aus dem rechten Spektrum, erklärte BKA-Chef Holger Münch Ende Juni 2016.

Ich verfolge mit großer Sorge, dass der Dialog zwischen den verschiedenen Lagern, die sich mittlerweile in Deutschland herausgebildet haben, mehr und mehr zum Erliegen kommt. Ob es um Asyl- und Flüchtlingspolitik geht oder um das Programm bestimmter Parteien, in dem emotional hochgeschaukelten Klima, das derzeit herrscht, finden gute Auseinandersetzungen kaum noch statt. Viele äußern sich mit Hasspostings in Foren, in denen sich alle einig sind und in denen es keine Ausgewogenheit mehr gibt. Sie schaukeln sich dort mit Beleidigungen gegen Flüchtlinge bis hin zum Tatbestand der Volksverhetzung gegenseitig hoch. Es gibt keinen offenen Diskurs und häufig nur noch aggressive Reflexe. Und das auf beiden Seiten.

Wie aber soll unsere Gesellschaft in Zukunft funktionieren, wenn wir unsere Positionen zu existenziell wichtigen Themen und unsere Ideen für die politische Gestaltung unseres Landes nicht mehr miteinander diskutieren? Wenn es nur noch die eine Seite und die andere Seite gibt, und beide sprechen nur noch über- statt miteinander und stempeln sich gegenseitig ab? Das bringt eine Radikalisierung mit sich, die eine große Bedrohung darstellt. In den Entscheidungen der Menschen bei politischen Wahlen kann sich das Gefühl, nicht mehr wahrgenommen zu werden, erstaunlich schnell auf beängstigende Weise niederschlagen, wie wir bei der Präsidentschaftswahl in den USA im November 2016 feststellen mussten.

Die bittere Ironie ist, dass ein Ziel der islamistischen Terroristen die Spaltung unserer Gesellschaft ist. Die Anhänger des IS versuchen uns mit ihren Anschlägen in die Angst und in den Hass zu treiben. Sie wollen unsere liberale, freiheitliche Gesellschaft polarisieren und spalten. Und genau in diese Richtung bewegen wir uns im Moment.

Aufgeschlossene oder geschlossene Gesellschaft? Unsere Angst vor den Flüchtlingen

Der Zustrom der vielen Geflüchteten aus den Kriegs- und Krisengebieten im Nahen und Mittleren Osten, auf dem Balkan und in Afrika nach Deutschland ist ein einschneidendes Ereignis für unser Land, das viel in Bewegung gesetzt hat. Die Konfrontation mit der großen Anzahl von Menschen aus fremden Kulturkreisen lässt niemanden unberührt und hat viele Ängste ausgelöst. Drei Aspekte zum Thema Angst vor Flüchtlingen möchte ich an dieser Stelle aus psychologischer Sicht noch einmal genauer beleuchten, denn sie scheinen mir besonders von Bedeutung: erstens der Zusammenhang von Vorurteilen und Angst, zweitens die inneren Konflikte, die die Angst vor Flüchtlingen bei vielen Menschen auslöst, und drittens die Problematik der traumatisierten Flüchtlinge.

Ganz wichtig für die Diskussion über unsere Reaktionen auf die zu uns gekommenen Flüchtlinge ist es zu wissen und zu akzeptieren, was ich schon erwähnt habe: Die Angst vor Fremden ist zunächst einmal etwas ganz Normales, sie steckt in jedem Menschen. Diese Angst ist genetisch in uns angelegt, dank ihrer haben unsere Urahnen überlebt. Denn sie sorgte dafür, dass die Menschen sich und ihre Sippe vor potenziellen Angreifern beschützen. Die entscheidende Frage ist, wie wollen wir heute mit unserer Angst vor Fremden umgehen.

Wollen wir uns von ihr leiten lassen, oder schaffen wir es, reflektiert zu reagieren?

Hinzu kommt, dass man ins Fremde viel hineinprojiziert und -phantasiert. Je weniger man jemanden kennt, desto mehr negative Eigenschaften kann man ihm zuschreiben. Man muss nur an die deutsch-französische Geschichte denken. Da genügten wenige Schlagworte, wie die Franzosen angeblich sind und wie die Deutschen, und dann war man schnell gegen die jeweils anderen. Das änderte sich erst, nachdem der deutsche Bundeskanzler Konrad Adenauer und der französische Staatspräsident Charles de Gaulle die alte Feindschaft für beendet erklärt und die deutsch-französische Freundschaft ausgerufen hatten. Danach lernte man sich kennen und stellte erstaunt fest, dass die alten Negativbilder, die man bislang voneinander hatte, größtenteils auf Vorurteilen beruhten und dass die Menschen zum Teil ganz anders waren als angenommen. Und dass man bestens miteinander auskommen konnte.

Wie Angst Vorurteile befördert

Ein anderer wichtiger Punkt: Man muss die Wirkweise der Angst verstehen. Je verängstigter wir sind, desto weniger differenziert können wir denken. Der Mensch neigt ja sowieso zu Pauschalurteilen. Dazu ein Beispiel: Im Urlaub war ich einmal in einem Hotel, in dem auch russische Gäste ihre Ferien verbrachten. Gleich am ersten Tag erzählten mir andere deutsche Urlauber, die Russen würden zu jedem Essen Wodka trinken und bei jeder Mahlzeit das Buffet plündern. Sie würden sich hemmungslos die Teller füllen und am Ende die Hälfte darauf liegen lassen. Tenor der Geschichte war: So sind die Russen eben.

Solche Pauschalisierungen passieren sehr schnell, wir alle urteilen gerne nach dem Motto: »Kennt man den einen, kennt man alle …« Davon ist kaum jemand vollkommen frei. Wird die Angst größer, nehmen diese Pauschalisierungstendenzen massiv zu. So kann ein radikales Schwarz-Weiß-Denken entstehen, bei dem man alles in Gut und Böse unterteilt. Und gegen das Böse ist, glaubt so mancher, alles erlaubt. Diese Haltung wird dann zum gesellschaftlichen Problem, denn sie gefährdet unseren Wertekanon.

Wenn die Angst überhandnimmt, entsteht eine große Gefahr für die Gesellschaft. Wie wollen wir, erfüllt von Angst, den Flüchtlingen, den Fremden und dem Fremden mit einer positiven Haltung begegnen? Wie wollen wir trotz unterschiedlicher politischer Ansichten und Wertevorstellungen harmonisch miteinander leben? Das wird unter dem Einfluss von Angst immer schwerer. Die Angst zerstört jede Zwischenmenschlichkeit.

Ich habe bereits beschrieben, dass der Mensch grundsätzlich zur Pauschalisierung neigt. Nun haben sich mehr oder weniger zeitgleich mit der Ankunft der Flüchtlinge von Islamisten verübte Anschläge in Europa ereignet. Dadurch sitzt bei sehr vielen von uns irgendwo im Hinterkopf der Gedanke: Die Flüchtlinge sind Fremde, und von denen geht Gefahr aus. Hier zeigt sich wieder dieser ganz normale psychologische Mechanismus, der uns in früheren Zeiten das Überleben gesichert hat. Heute aber dürfen wir diesem Angstmechanismus nicht einfach nachgeben. Natürlich kommen nicht nur gute und nette Menschen zu uns. Flüchtlinge sind eine sehr heterogene Gruppe. Und tatsächlich sind darunter auch gewaltbereite Menschen und sogar Fanatiker mit Kontakt zum IS. Manche sind Kleinkriminelle. Mir wurde zum Beispiel von Menschen, die Geflüchtete betreuen, erzählt, sie hätten mitbekommen, dass einige dieser jungen Männer im Supermarkt Diebstähle begehen oder Drogen verkaufen. Aber das darf man nicht verallgemeinern, auch wenn der erste Impuls vielleicht dahin geht.

In unserem Land gibt es die Menschen, die vollkommen unreflektiert pauschalisieren und hinsichtlich der Bedrohung, die von Asylsuchenden ausgeht, übertreiben und überreagieren. Dann gibt es die breite Mitte, die das Thema differenzierter sieht, aber durchaus Ängste und Zweifel hat, ob die Integration der vielen Flüchtlinge gelingen kann. Und es gibt jene, die im Sinne der Willkommenskultur den Geflüchteten gegenüber sehr positiv eingestellt und teilweise sehr engagiert sind. Von diesen Menschen hat viele ein gewisses Unbehagen erfasst, das sie sich selbst nur sehr schwer eingestehen können. In den vergangenen Monaten habe ich zu diesem Phänomen mehrfach Gespräche geführt. Gerade nach den Vorfällen in der Kölner Silvesternacht 2016 waren diese Leute zum Teil entsetzt und empört, wollten aber nicht denen in die Karten spielen, die schon immer den Zuzug von Ausländern kritisiert haben. Bei diesen Menschen ist ein Widerspruch zwischen innerer Meinung und nach außen gezeigter Haltung entstanden. Sie sind häufig verunsichert, gestehen sich ihre Verunsicherung aber nicht zu.

Dürfen wir Angst vor Flüchtlingen haben?

Ein gutes Beispiel dafür, welche inneren Konflikte und Widersprüche das Thema Angst vor Flüchtlingen bei vielen Menschen auslöst, ist ein alter Schulfreund von mir, den ich zu den neuen Ängsten der Deutschen befragt habe. Roland ist ein typischer Vertreter der linksliberalen Elite und ein alter »68er«. Als junger Mann war er in der Studentenbewegung und ging gegen das Establishment auf die Straße, später haben wir gemeinsam an einigen Demonstrationen gegen Atomkraft teilgenommen. Seine politische Heimat hat Roland dann bei den Grünen gefunden. Er hat sich als Lehrer eine bürgerliche Existenz aufgebaut, ist verheiratet, hat zwei Kinder und wohnt in einem Eigenheim. Politisch verortet er sich heute mal bei den Grünen, mal bei der Linken.

Fast entrüstet antwortet er mir auf meine Frage nach seinen Bedenken oder Ängsten angesichts von Migration und Anschlägen, er habe keine. Es sei doch vollkommen klar, dass die Ängste der Deutschen auf reinen Vorurteilen beruhten. Schließlich hätten verschiedene sozialpsychologische Untersuchungen gezeigt, dass die Mehrheit auf Fremde immer zuerst mit Vorurteilen und Ängsten reagiert. Als aufgeklärte Menschen müssten wir uns von diesen primitiven Reaktionen befreien. Schließlich hätten wir nach Kolonialismus, Waffenlieferungen und jahrzehntelanger Ausbeutung die moralische Pflicht, diese Menschen bei uns aufzunehmen und für sie zu sorgen. Letztendlich seien wir selbst schuld an der Flüchtlingskrise, findet Roland. Deutschland sei Weltmeister im Exportieren von Waffen, die Kriege, vor denen die Menschen flüchten, würden mit deutschen Waffen geführt. Nicht zuletzt durch die Rüstungsindustrie sei Deutschland so reich geworden, da müsse es doch wohl möglich sein, die Unterstützung für die von uns geschädigten Menschen zu finanzieren. Das könne man vom reichen Deutschland erwarten. Wir hätten jahrelang die Augen vor der Realität verschlossen. Jetzt sind wir in seinen Augen verpflichtet, alle Asylsuchenden aufzunehmen. Es könne und dürfe keine Obergrenze geben. Es sei moralisch nicht vertretbar, den ersten, der nach einer festgelegten Obergrenze kommt, wieder zurückzuschicken.

Wie er die Ereignisse der Silvesternacht 2016 von Köln

sehe, möchte ich wissen. Auch deutsche Männer seien, wie wir alle wüssten, sexuell übergriffig, viele vergewaltigten und missbrauchten ihre Kinder in den Familien, lautet seine Antwort. Die Berichterstattung von Köln sei völlig überzogen gewesen, und jetzt würden die Ereignisse politisch ausgenutzt. Die Attentäter von Würzburg und Ansbach oder den im Oktober in Leipzig festgenommenen mutmaßlichen Islamisten, der angeblich einen Anschlag auf den Berliner Flughafen Tempelhof geplant hatte, sieht er als vereinzelte schwarze Schafe, die gebe es überall. Man könne nur erahnen, welch unglaubliches Elend diese jungen Männer erlitten hätten, dass sie zu solchen Taten fähig seien. Die Flüchtlinge seien geflohen vor Terrorismus und Krieg, es sei doch absurd zu glauben, dass unter ihnen zahlreiche Terroristen sind.

Roland wünscht sich mehr Toleranz und Empathie vonseiten der Deutschen. Mit Burka und Niqab müssen wir seiner Meinung nach klarkommen. »Freiheit ist die Freiheit der Andersbekleideten«, so drückt er es aus. In diesem Zusammenhang erzählt er mir eine Begebenheit, die ihn empört habe. In der Regionalzeitung habe er einen Artikel über männliche Flüchtlinge gelesen, die vor dem Schwimmbad standen und angeblich Frauen in Bikinis angegafft hätten. Das sei der reine Hetzartikel gewesen. Als er dann umblätterte, war dort eine ganzseitige Anzeige mit Dessous-Werbung platziert. Das sei doch ungeheuerlich, meinte er, wir müssten uns doch in so einer Sache an die Flüchtlinge anpassen und Rücksicht nehmen.

Als ich am Schluss unseres Gesprächs erwähne, dass sich seine 16-jährige Tochter mir gegenüber am Telefon genervt darüber geäußert hat, der Papa sei so spießig überfürsorglich in letzter Zeit und bestehe darauf, sie mit dem Auto von der Disco abzuholen, nachdem sie beiläufig erwähnt hatte, sie treffe dort auch immer einige unbegleitete minderjährige

Flüchtlinge, wiegelt er ab. Das habe nichts mit neuen Ängsten zu tun. Das seien nur allgemeine Vorsichtsmaßnahmen, wie alle anderen Väter sie auch treffen.

Die Äußerungen meines alten Schulfreundes hinterlassen den Eindruck bei mir, mit jemandem gesprochen zu haben, der weitaus mehr von ideologischen Richtlinien und Ansprüchen, die er an sich selbst stellt, gelenkt ist als von seinen persönlichen Empfindungen. Zu seinen eigenen Gefühlen scheint er entweder kaum Zugang zu haben, oder er leugnet sie. Wenn ich als Psychologe und nicht nur als vertrauter Freund über seine Aussagen nachdenke, muss ich sagen, dass ich es ihm nicht abnehme, wenn er sagt, er habe gar keine Ängste. Den deutlichsten Hinweis darauf gibt er mir mit seinem Verhalten seiner Tochter gegenüber, wegen der er sich ganz offensichtlich seit ihrer Bemerkung über die minderjährigen Flüchtlinge sorgt.

Rolands Hauptaussagen in Bezug auf die Problematik sind: Wir sind schuld an der derzeitigen Situation, wir müssen alles für die Flüchtlinge tun, wir müssen tolerant sein und unsere Sitten an sie anpassen. Das ist sehr eng gesehen und wird der Weite des Feldes nicht gerecht. Wie ist diese Einseitigkeit bei einem Intellektuellen zu erklären? Wodurch wird diese einseitige Weltsicht genährt? Ich bin überzeugt davon, dass wir es hier mit einem spezifischen Problem der deutschen Linken zu tun haben.

Unsere jüngere Geschichte ist stark geprägt von der Reaktion auf die verwerfliche Ideologie und die unsäglichen Gräueltaten der Nationalsozialisten. Eine tief greifende Konsequenz ist unser angeschlagenes Selbstbewusstsein. Die 68er-Bewegung revoltierte dagegen, dass viele Altnazis in der Bundesrepublik immer noch »am Ruder« waren. Sie saßen nach Ende des Krieges selbst in Ministerien unbehelligt in

Leitungspositionen. Erst im Oktober 2016 wurde zum Beispiel bekannt, dass in kaum einem Bonner Ministerium nach 1949 mehr ehemalige NSDAP-Mitglieder beschäftigt waren als im Justizministerium. Die Schuldgefühle der Tätergeneration waren nicht besonders ausgeprägt.

Aus der Traumatherapie wissen wir, dass massive Schuldgefühle, die sich ein Täter nicht zugestehen kann oder will, häufig erst in der nächsten oder übernächsten Generation empfunden werden. Auch Täter sind häufig durch ihre eigenen Taten traumatisiert, und die Psyche möchte die schwere Bürde nicht dauernd vor Augen und im Gefühl haben und verdrängt sie deswegen weit nach hinten. Anstatt sich mit der Vergangenheit auseinanderzusetzen, widmete man sich nach Kriegsende daher lieber mit aller Kraft dem Wiederaufbau des Landes.

Die verdrängten Schuldgefühle und das schlechte Gewissen haben die Nachkriegsgeneration, vor allem die Linke in Deutschland stark geprägt. Aus meinen Therapien der vergangenen 35 Jahre ist mir diese Problematik sehr vertraut. Ich selbst empfand die schwere Last der deutschen Vergangenheit auch persönlich und kann diese Gefühle daher sehr gut nachempfinden. Ich fand es als Jugendlicher bei meinen ersten Auslandsaufenthalten oft schwer, mit der deutschen Kriegsvergangenheit konfrontiert zu werden. Während eines Schüleraustauschs in Frankreich im Alter von 16 Jahren sprang ein Mann in Paris auf der Straße auf mich zu und schimpfte: »Dein Vater hat noch auf mich geschossen, und du läufst hier mit deinen Freunden herum.« In Norwegen verstummten die Gespräche, als ich mit einem Freund Deutsch sprechend ein kleines Geschäft betrat. Beim Urlaub in Dänemark erinnerten Bunker am Strand daran, was »wir« dort angerichtet hatten. Diese Schuldgefühle führten dazu, dass die meisten Deutschen lange Zeit ein gebrochenes Verhältnis zu allem hatten, was mit Deutschsein, Patriotismus oder gar Nationalstolz zu tun hat. Und viele haben es bis heute.

Nie vergessen werde ich ein Erlebnis während der Fußball-EM 1992. Deutschland spielte im Halbfinale gegen Schweden. Ich schaute mir das Spiel bei einem Public Viewing zusammen mit etwa 300 anderen Gästen an. Die schwedische Nationalhymne wurde zuerst gespielt. Fünf Schweden erhoben sich, jeder schwang ein kleines schwedisches Fähnchen und sang laut mit. Bei der anschließenden deutschen Nationalhymne herrschte Totenstille. 14 Jahre später, beim »deutschen Sommermärchen«, der WM 2006, änderte sich das zum ersten Mal. Viele, vor allem junge Deutsche traten mit Fahnen, schwarz-rot-gold bemaltem Gesicht oder Ketten und anderen Fanartikeln in den deutschen Farben auf. Ich hatte den Eindruck, dass für viele Menschen die Zeit gekommen war, sich von dem jahrzehntelangen verkrampften Verhältnis zu deutschen Symbolen zu trennen. Als ich bei einem Treffen mit linksliberalen Freuden erwähnte, dass ich mich darüber freue, erntete ich breite Skepsis bis hin zu totaler Ablehnung. Es sei gefährlich, wenn schon wieder deutscher Nationalismus aufkäme, lautete die Begründung.

Bei den Fernsehberichten über die Willkommenskultur nach der Öffnung der Grenzen am 4. September 2015 empfand ich persönlich ein fast kindliches Gefühl von Erleichterung: Jetzt ist es endlich wieder gut! Es war das gleiche Gefühl, das man als Kind hatte, wenn man etwas Schlimmes angestellt und von den Eltern Vergebung erhalten hatte. Endlich wurden wir von der Welt wieder als »die Guten« wahrgenommen, die sich mit einem hohen moralischen Anspruch um Menschen kümmern, die in Bedrängnis und Gefahr sind, und ihnen Asyl geben. Ähnliche Gefühle erlebten viele Deutsche in dieser Zeit.

Uns auch heute noch von der verdrängten Schuld der Täter von einst leiten zu lassen halte ich für psychologisch unreif und in keiner Weise zielführend bei den Aufgaben, die wir bei dem Thema Integration zu leisten haben. Es ist ein bekannter psychologischer Mechanismus, dass man allzu gern Gefühle und Eigenschaften bei anderen wahrnimmt, die man selber hat, sich aber nicht zugestehen will. Man kann keine abgewogenen, an den Fakten orientierten Entscheidungen treffen, wenn man die eigenen Ängste verdrängt oder sie sich aus ideologischen Gründen nicht eingestehen will und im Gegenzug die Ängste anderer verurteilt.

Aus den durch unsere schreckliche Geschichte entstandenen Schuldgefühlen hat sich bei vielen Deutschen inzwischen sogar eine Art moralisches Überlegenheitsgefühl entwickelt. Wir setzen durch unser Handeln in der Flüchtlingspolitik die Maßstäbe dafür, was moralisch anständig ist. Viele Länder fühlen sich mittlerweile durch die deutsche Politik unter Druck gesetzt, genauso viele Asylsuchende aufzunehmen wie Deutschland.

Es liegt nicht in meiner Absicht, den vielen Menschen, die sich in bewundernswerter Weise um die Versorgung und Betreuung der Flüchtlinge ehrenamtlich engagiert haben, zu unterstellen, sie hätten das nur aus einem schlechten Gewissen und aus Schuldgefühlen getan. Aus gesellschaftspsychologischer Sicht spricht jedoch in der Tat viel für diesen kollektiven Prozess, unbewusst Schuldgefühle, die wir stellvertretend für die deutsche Tätergeneration tragen, abzubauen und sich durch moralisch vorbildliche Taten sozusagen »reinzuwaschen«.

Sind traumatisierte Flüchtlinge eine Gefahr?

Eine Frage, die nach meiner Wahrnehmung bislang viel zu wenig diskutiert wurde, lautet: Was passiert mit den vielen traumatisierten Flüchtlingen? Da sehe ich ein immenses Problem auf uns zukommen. Mir als Traumatherapeut macht es große Sorge zu wissen, dass mindestens ein Drittel der in den vergangenen zwei Jahren aus ihrer Heimat geflohenen Menschen schwer traumatisiert ist. Entweder haben diese Menschen grausame Kriegserfahrungen gemacht – die meisten als Opfer, manche als Täter –, oder sie haben auf der Flucht lebensgefährliche Situationen, Gewalt, sexuellen Missbrauch und andere traumatische Ereignisse erlebt.

Unbehandelte Traumatisierungen führen, wie wir wissen, zu zahlreichen Folgeproblemen. Die Betroffenen leiden unter ihren Erfahrungen und geraten unter starken seelischen Druck. Wenn sie keine Möglichkeit haben, eine entsprechende Therapie zu bekommen, werden sie häufig depressiv, verletzen sich selbst und sind somit weitgehend außerstande, ein geregeltes Leben zu führen und arbeiten zu gehen. Oder aber sie werden aggressiv gegen andere und kehren die erlittenen Gewalterfahrungen um. Bei Gewalttätern, die in deutschen Gefängnissen einsitzen, beispielsweise, ist die Rate der Traumatisierten weit höher als in der Normalbevölkerung.

Was genau geht in jemandem vor, der unter einer Traumastörung leidet? Ein Patient hat das einmal sehr nachvollziehbar beschrieben. Er sagte: »Man kann es sich bildlich so vorstellen, dass ich eine kurze Zündschnur in mir trage.« Das bedeutet, es kann sehr schnell zu Überreaktionen kommen, sei es gegen sich selbst oder gegen andere. Traumatisierte Menschen hatten furchtbare Erlebnisse, die alle in ihnen gespeichert sind. Darüber wollen viele nicht sprechen, oder sie können es nicht. Auf Nachfragen reagieren sie deshalb mit ausweichenden Antworten wie: »Ja, es war schlimm, aber ich weiß das gar nicht mehr so genau.« In der Folgezeit, manchmal erst Jahre später, kann es dann immer wieder zu Situationen kommen, in denen die besagte kurze Zündschnur angezündet wird. In diesen Momenten kommen die Traumatisierten innerlich an ihre Grenzen und explodieren möglicherweise. Auslöser können alle möglichen Triggerreize sein. Dabei ist oft auch für seine Umgebung nicht zu erkennen, was solch einen Triggerreiz für einen Menschen darstellt. Schon eine Handbewegung kann bei dem traumatisierten Menschen etwas auslösen, das die Zündschnur aktiviert.

Die Reaktionen der Betroffenen sind dann ganz unterschiedlich. Häufig zu beobachten ist ein inneres Erstarren, eine vergleichsweise harmlose Reaktion. Dann ist der Betroffene für kurze Zeit nicht mehr handlungsfähig. Er kann nicht mehr richtig an einem Gespräch teilnehmen oder eine Tätigkeit weiterverfolgen, die er gerade ausübt. Der Traumatisierte fühlt sich in diesen Momenten gefühlsmäßig zurückversetzt in die Zeit der Hilflosigkeit und der panischen Angst. Das sind kleine Aussetzer, die viele Menschen vielleicht noch unter Kontrolle haben. Sie zucken kurz zusammen, und dann haben sie sich wieder im Griff und können so am Geschehen oder am Arbeitsprozess dranbleiben. Aber das ist natürlich extrem anstrengend und verstörend.

Traumatisierte Menschen haben ständig Angst, dass sie wieder in so eine gefährliche Situation geraten wie während des Traumas. Sie sind dauerhaft in einer angespannten Erwartungshaltung und fürchten, es könnte wieder irgendetwas dazu führen, dass ihnen das Blut in den Adern gefriert. Eine Lehrerin berichtete mir beispielsweise, dass ein syrisches Kind sich urplötzlich mitten im Unterricht schreiend unter den Tisch warf und sich die Ohren zuhielt. Was war passiert? Was die meisten kaum registriert hatten, ein Hubschrauber war an der Schule vorbeigeflogen.

Durch diese Mechanismen sind Traumatisierte lange Zeit nur eingeschränkt fähig, am Alltag teilzunehmen. Sie sind wie ausgebremst. Sie können sich weniger gut konzentrieren, Gesprächen nur schlecht folgen und machen schnell Fehler bei der Arbeit. Traumatisierte Menschen sind insgesamt weniger leistungsfähig, schneller erschöpft, und viele von ihnen werden irgendwann krank. Das sind aber, wie gesagt, vergleichsweise harmlose Verläufe.

Bei schwereren Fällen führen die plötzlichen, immer wiederkehrenden und unkontrollierbaren Erinnerungen an das Trauma zu vielfältigen Vermeidungsstrategien. Die geretteten Bergleute aus Borken zum Beispiel, die einzigen sechs Überlebenden von 57 Kumpeln, die bei der Explosion am 1. Juni 1988 unter Tage arbeiteten, gingen gar nicht mehr in die Stadt. Sie hatten Angst, der Witwe eines getöteten Kumpels zu begegnen und damit das ganze Leid der Katastrophe wieder vor Augen zu haben. Der Wunsch, die Erinnerung an das erlittene Trauma auszuschalten, kann dazu führen, dass die Betroffenen am normalen sozialen Leben nicht mehr teilnehmen können.

Eine Traumatisierung kann auch zu sehr heftigen Reaktionen führen, etwa dass der Betroffene sich plötzlich angegriffen und extrem bedroht fühlt. Einer meiner Patienten, ein Bundeswehrsoldat, der mehrere Auslandeinsätze mitgemacht hat, hat dort ähnliche Erlebnisse gehabt wie viele traumatisierte Flüchtlinge, die zu uns kommen. Bei ihm führt das dazu, dass er nachts immer wieder Flashbacks erlebt. In diesen Momenten ist er überzeugt, er wird angegriffen und beschossen. Und er gerät derart in Panik, dass er die Tür verrammelt, den Schrank vors Fenster schiebt und sich unter dem Sofa versteckt. Dieser Panikzustand kann etwa eine Stunde anhalten, manchmal auch länger, dann beruhigt er sich wieder und ihm wird klar, dass er sich nicht in einer Bedrohungssituation befindet. Dass er in Deutschland ist, in seinem Zuhause, und dass alles okay ist. Bei einer solchen Attacke hat er auch schon in einem Krankenhaus einen Arzt körperlich angegriffen. Er war derart in diesem Angstgefühl gefangen, dass er sich nicht mehr unter Kontrolle hatte.

Das ist eine Reaktion, die nur selten vorkommt. Aber es gibt Menschen, die so belastet von ihren Traumatisierungen sind, gerade wenn sie mit Gewalt, kriegerischen Auseinandersetzungen oder Ermordungen zu tun haben, dass sie sich extrem bedroht fühlen und dann ausrasten und gewalttätig werden.

Besonders beunruhigt hat die Menschen in Deutschland der Fall des 17-jährigen Attentäters von Würzburg. Der junge Mann wurde ja als ruhig, ausgeglichen, sympathisch und offen geschildert, war scheinbar gut integriert, hatte Deutsch gelernt und lebte seit kurzem in einer deutschen Pflegefamilie. Aus meiner Erfahrung heraus kann ich mir nicht vorstellen, dass bei ihm alles in Ordnung war und dass er sich innerhalb einer Woche radikalisiert hat, wie zu lesen war. Nach allem, was ich aus der Traumatherapie und der Psychologie weiß, muss er schwere Erfahrungen gemacht haben und in der Vergangenheit belastende Dinge erlebt haben. Traumatisierte können über einen langen Zeitraum nach außen vollkommen normal wirken. Und sie sind zum Teil auch selbst davon überzeugt, dass sie in Ordnung sind, dass sie ihre Schwierigkeiten gut im Griff haben, schließlich haben auch andere eine schwere Kindheit gehabt und kommen gut zurecht. Diese Menschen funktionieren und sind nicht auffällig. Doch das kann irgendwann ganz plötzlich kippen.

Fälle wie der des Würzburger Attentäters, in denen jemand

scheinbar aus heiterem Himmel zum Täter wird, machen Angst und auch ratlos. Bei Flüchtlingskindern, die im Kindergarten oder in der Schule andauernd Erschießen spielen, weiß man zumindest, dass sie mit irgendetwas nicht klarkommen. Wenn man hingegen feststellen muss, dass eine Traumatisierung ganz im Verborgenen schlummern kann, erzeugt das Angst und erschwert den Umgang mit Flüchtlingen.

Ich habe sehr große Bedenken, wenn ich mir vorstelle, dass es in einigen Jahren eine große Zahl unbehandelter traumatisierter Asylbewerber geben wird, besonders junge Männer, die keinen Ausbildungsplatz bekommen haben. Oder die, wenn sie eine Arbeit gefunden haben, aufgrund ihrer akuten Traumaprobleme dort nicht bestehen können. Wir könnten es dann mit einer Entwicklung zu tun bekommen wie in den Banlieues von Frankreichs Großstädten, wo viele junge Männer, die sich abgehängt und nicht integriert fühlen, kriminell sind. Und nicht wenige sind den Anwerbungen von extremistischen oder terroristischen Gruppen gefolgt. Mit ähnlichen Entwicklungen müssen wir hier auch rechnen, wenn wir das Thema Traumatisierung bei jungen Flüchtlingen nicht aktiv angehen.

Viele dieser Kinder und Jugendlichen werden, wenn sie ihre Traumatisierungen nicht aufarbeiten können, schlechte Schulabschlüsse machen oder ihren Schulabschluss gar nicht schaffen. Sie werden keinen Anschluss finden, weil sie sich in den Augen der anderen Kinder und Jugendlichen komisch verhalten. Und »komische« Menschen werden immer wieder gemobbt und ausgeschlossen, manchmal beabsichtigt, manchmal aber auch unbeabsichtigt. Am Ende sind sie dann wenig integriert, können in Obdachlosigkeit, Prostitution, Drogenabhängigkeit oder Kriminalität abrutschen oder werden anfällig für die Rekrutierungsversuche islamistischer Anwerber, die ihnen ein Zugehörigkeitsgefühl vermitteln und eine Lebensperspektive in Aussicht stellen. Und dann werden sie zum großen Problem in unserer Gesellschaft. Das muss man ganz klar sehen.

Wichtig zu wissen ist jedoch, dass, obwohl fast alle Flüchtlinge traumatische Erlebnisse gehabt haben, nicht alle von ihnen traumatisiert sind. Viele stabilisieren sich, zum Beispiel nach einer schrecklichen Flucht übers Mittelmeer, innerhalb der ersten Monate, wenn sie in Sicherheit sind, auch ohne psychotherapeutische Maßnahmen. Ob das gelingt, hängt von vielen Faktoren ab, etwa von der sozialen Unterstützung, die sie bekommen, davon, wie psychisch stabil sie vorher waren oder wie groß die Belastungen bei uns für sie werden.

Wir alle verfügen über Selbstheilungskräfte, die aber nur dann wirksam werden und zu einer Klärung und Beruhigung führen, wenn wir uns in einer guten, sicheren Umgebung befinden und wenn wir Menschen haben, die uns unterstützen. Das ist dann ein ähnlicher Effekt wie bei einer Schneekugel: Wird sie geschüttelt, entsteht Schneegestöber, das sich mit der Zeit beruhigt, und der Schnee rieselt zu Boden. Das Bild wird wieder klar, Ruhe tritt ein. Bei vielen Menschen geschieht genau das, aber bei einem Teil von ihnen wird die Kugel sozusagen dauerhaft geschüttelt. Bei ihnen bleibt die Unruhe-Symptomatik bestehen, und mit diesen Menschen müssen wir therapeutisch arbeiten.

Doch wie kann diese Aufgabe bei der großen Zahl der zu uns geflüchteten traumatisierten Menschen bewältigt werden? Auf diese Frage habe ich noch keine Antwort.

Folgendes Beispiel zeigt die Schwierigkeit: Eine Ärztin aus einer Klinik rief bei mir an und berichtete, sie habe eine schwer traumatisierte syrische Familie bei sich, Vater, Mutter und drei Kinder. Sie bräuchten umgehend Therapie, mehrere seien suizidal. Die Schilderungen der Kollegin überzeugten mich, diese Familie brauchte unbedingt Traumatherapie, und ich fand es sehr wichtig und sinnvoll, ihr zu helfen. Auf der anderen Seite habe ich in meiner Praxis, in der ich mit vier Kolleginnen und Kollegen schwerpunktmäßig traumatherapeutisch arbeite, eine Warteliste mit vielen schwer traumatisierten Patienten. Die Wartezeit für einen Therapieplatz beträgt mindestens sechs Monate bis zu einem Jahr. So dringend die syrische Familie Hilfe benötigt, alle anderen traumatisierten Patienten sind genauso wichtig. Ich würde der Familie gerne helfen, aber ich kann sie natürlich nicht bevorzugen. Und so ergeht es auch den anderen Traumatherapeuten in Deutschland. Wir haben schon viel zu wenig fachtherapeutische Kapazitäten, um unseren eigenen traumatisierten Mitbürgern zeitnah eine Therapie anbieten zu können. Ich frage mich, wie diese Aufgabe da bei der großen Zahl der zu uns geflüchteten traumatisierten Menschen bewältigt werden kann?

Die Traumatisierungsraten sind laut *Deutsches Ärzteblatt* bei Flüchtlingen und Asylbewerbern im Vergleich zur Allgemeinbevölkerung um das Zehnfache erhöht. Die Gründe dafür sind Flucht und Vertreibung, Verlust wichtiger Bezugspersonen durch Krieg, erlittene sexuelle und körperliche Gewalt. Laut einer Studie für das Bundesamt für Migration und Flüchtlinge leiden rund 40 Prozent der Asylbewerber an einer posttraumatischen Belastungsstörung. Bei unbegleiteten minderjährigen Flüchtlingen gehen wir nach neuesten Studien davon aus, dass 30 bis 60 Prozent von ihnen traumatisiert sind, bei Mädchen und jungen Frauen sogar 70 Prozent. Dazu kommt noch das Sprachproblem, das natürlich bei einer Psychotherapie besonders relevant ist. Und schließlich das Problem, dass viele Asylbewerber immer wieder umziehen müssen und zu dem Zeitpunkt, wenn sie endlich einen Therapieplatz bekommen, gar nicht mehr am Ort sind.

Was eine Traumatherapie selbst bei einem schweren Fall bewirken kann, habe ich beispielsweise bei folgendem Patienten erlebt. Ajas wurde im Iran geboren und lebt seit 30 Jahren in Deutschland. Er hat auf iranischer Seite gegen den Irak gekämpft und hatte unvorstellbar fürchterliche, traumatische Erlebnisse erlitten. Irgendwann floh er und landete über Umwege schließlich in Deutschland. Als er zu mir in die Therapie kam, war er schwer depressiv und in einem katastrophalen psychischen Zustand. Wie er heute selbst sagt, war er kurz davor, eine Amoktat durchzuführen, weil er nicht mehr weiterwusste. Er habe nur noch um sich schießen und sich dann umbringen wollen. »Ich wollte Amok laufen, weil die Menschen mich fertiggemacht haben«, erklärt er seine damalige Verfassung. Seine Zündschnur war extrem kurz.

Ajas musste oft abschätzige Worte und Blicke ertragen, aber besonders zugesetzt hätten ihm die Probleme bei der Arbeit, etwa die negativen Kommentare von Kollegen über Ausländer. Er meint, die Leute, die damals selbst unter Stress standen und viele Ängste hatten, hätten ihn gemobbt und ihren Frust an ihm ausgelassen. Über diesen Punkt haben wir uns vor dem Hintergrund der Flüchtlingskrise in letzter Zeit viel unterhalten. Denn an Ajas' Geschichte zeigt sich, dass wir viel dazu beitragen, wie Flüchtlinge mit ihren Traumatisierungen zurechtkommen – ob sie zu schwierigen Menschen werden oder ob sie einen guten Weg gehen.

Wie wir traumatisierten Menschen begegnen, ob wir sie ablehnend behandeln oder mit ihnen das Gespräch suchen, kann ihre Entwicklung stark beeinflussen. Aggressive Gefühle kommen vor allen Dingen bei den Menschen auf, die ihre Traumatisierung nicht bearbeitet haben und keine Möglichkeit hatten, darüber zu erzählen. Das belegt die Forschung. Aus der Traumatherapie wissen wir, dass es notwendig ist, nach einem traumatischen Erlebnis erst einmal zur Ruhe zu kommen und Sicherheit und Unterstützung in seinem familiären und sozialen Umfeld zu finden. Danach ist es wichtig, die Möglichkeit zu haben, Worte zu finden für das Unaussprechliche, das einem widerfahren ist oder das man mitangesehen hat. Nicht erzählen zu können ist ein Risikofaktor für eine Verschlimmerung der Symptomatik und für Aggressionen. Wenn Traumatisierte das Gefühl haben, niemand interessiert sich für meine Probleme, dann kann das kippen.

Deswegen meine ich, ist es ganz wichtig, sich intensiv um diese Menschen zu kümmern. Das muss nicht allein an die wenigen Hundert Traumatherapeuten delegiert werden, die wir in Deutschland haben. Dafür muss man kein Therapeut sein, da kann jeder einen Beitrag leisten. Angesichts der großen Zahl an Flüchtlingen fragen sich viele ja immer wieder, was kann ich da schon tun. Aber man sollte sich klarmachen, dass schon kleine Dinge wirken. Ein freundlicher Blick, nachfragen, Interesse zeigen – solche kleinen Gesten können einer traumatisierten Person das Gefühl geben, man kümmert sich um mich, warum also sollte ich etwas gegen diese Leute unternehmen.

Um Ajas haben sich viele Menschen gekümmert, und dadurch hat er einen sehr guten Weg genommen, trotz seiner anfänglich verzweifelten Lage. Die Therapie und ein Klinikaufenthalt haben ihn vor dem Amoklauf bewahrt. Und heute? Er ist ein vorbildlicher Mitarbeiter, sagt seine Personalchefin. Ajas hat eine tolle Familie, ist sozial engagiert und ein sehr angenehmer Mensch, der mich sehr beeindruckt. Und was war der Schlüssel? Das waren die menschliche Begegnung, sich Zeit zu nehmen, ihn als Mensch zu achten und ihm zuzuhören. Diesen Eindruck vermittelt er mir heute immer wieder eindringlich in unseren Gesprächen.

Ajas engagierte sich von Anfang an in der Flüchtlingshilfe. Er betreut und unterstützt Asylsuchende ehrenamtlich, fährt sie zum Arzt und zu Ämtern, übersetzt dort für sie. Inzwischen rufen die Behörden ihn sogar oft an und bitten ihn um Hilfe. Er weist mich immer darauf hin, wie wichtig es ist, den Flüchtlingen das Gefühl zu geben, gewollt zu sein. Das ist natürlich schwierig. Aber ich bin inzwischen fest davon überzeugt, dass diese Menschen, wenn Integration gelingen soll, das Gefühl haben müssen, man bemüht sich um sie, man will hören, was mit ihnen los ist, will sie als Mensch sehen. Ajas´ Beispiel hat mir deutlich gemacht, wie es einerseits dazu kommen kann, vollkommen zu verzweifeln bis hin zu der Bereitschaft, eine Gewalttat zu begehen. Und was dann andererseits hilft, einen guten Weg einzuschlagen.

Wir müssen uns im Klaren darüber sein, dass ein Trauma keine Grippe ist. Traumatisierte Menschen sind für immer verletzbarer als andere und geraten schneller an ihre Grenzen. Selbst wer therapiert ist, kann bei erneuten Belastungen schnell wieder abdriften. Doch in den meisten Fällen führt ein solches Kippen nicht zur Aggression, sondern zu depressiven Stimmungen und Unzulänglichkeitsgefühlen. Diese Menschen kommen dann im Leben nicht mehr zurecht und ziehen sich total zurück, sind schnell erschöpft, können häufig am Arbeitsleben nicht mehr teilnehmen und haben das Gefühl: Das hat doch alles nichts gebracht. Und wir wissen ja, dass Menschen, die sich sehr zurückziehen, keine Verstärker, sprich keine positiven Erlebnisse mehr haben, in der Regel in die Depression abrutschen und dort verharren.

Wir können also auch schwer traumatisierten Flüchtlingen effektiv helfen und ihnen die Chance eröffnen, vollwertige Mitglieder unserer Gesellschaft zu werden. Aber wir müssen uns eingestehen, dass das Kraft und Energie von vielen und Fachwissen von Spezialisten braucht und dass unsere Kapazitäten begrenzt sind.

Wie wir die Angst besiegen und innere Stärke aufbauen

Islamistischer Terror, rechtsextremistische Gewalt, die Umtriebe antidemokratischer Bewegungen, zunehmender Nationalismus und rechter Populismus in den westlichen Demokratien, die Herausforderungen, die die Flüchtlingskrise mit sich bringt, die vermeintlich zunehmende soziale Ungleichheit: Unsere Welt scheint sich im Dauerkrisenmodus zu befinden und ein Ende der schlimmen Ereignisse und negativen Entwicklungen nicht in Sicht zu sein. Ich spreche viel mit meiner Familie über die wachsende Verunsicherung in unserer Gesellschaft und deren Folgen. Und natürlich sprechen wir auch darüber, was die durch die vielen schlechten Nachrichten wachgerufenen Sorgen und Ängste bei uns selbst bewirken. Wir versuchen, diesen Ängsten zu trotzen und sagen uns, man darf sich nicht von ihnen unterkriegen lassen. Wir müssen dagegenhalten. Auch wenn das manchmal schwer fällt. Nach der Wahl von Donald Trump zum US-Präsidenten konnte ich beobachten, wie auch bei besonnenen, reflektierten Menschen durch ein Schlüsselereignis die Angst plötzlich übermächtig werden kann und beginnt, das Denken und Handeln zu beeinflussen.

Zu welchen negativen Konsequenzen angstgesteuertes Verhalten für jeden Einzelnen und die Gesellschaft führen kann, habe ich in den vorangegangenen Kapiteln beschrieben. Umso wichtiger ist es mir, zu vermitteln, dass wir der Angst nicht hilflos ausgeliefert sind. Wir haben eine ganze Reihe an Möglichkeiten, konkreten Ängsten und dem allgemeinen Gefühl von Unsicherheit entgegenzuwirken. Angst kann man nicht verbieten, das ist klar. Auch sich selbst nicht. Aber wir können etwas dagegen tun, dass sie unser Denken und Handeln beherrscht. Ob die Angst in unserem Leben Regie führt oder wir selbst auf dem Regiestuhl sitzen, liegt zu einem großen Teil an uns selbst.

Risikomanagement: Gefahren richtig einschätzen lernen

Wir alle haben ein starkes Sicherheitsbedürfnis. Wir möchten beschützt sein und frei von Bedrohungen und Leid leben können. Das ist verständlich, aber leider ein Wunsch, der sich nicht immer ganz erfüllen lässt. Es gibt nun einmal bestimmte Gefahren und Risiken, und im Moment sind es sogar ein paar mehr als sonst. Wie sehr es uns auch widerstreben mag, wir müssen akzeptieren lernen, dass es keine absolute Sicherheit geben kann. So ist unsere Welt nicht, und man tut gut daran, sich damit zu arrangieren.

Aus psychologischer Sicht empfehle ich, sich folgende Haltung zu eigen zu machen: »Ich tue alles dafür, dass ich sicher leben kann, aber es kann trotzdem etwas passieren.« In ständiger Angst vor möglichem Unheil zu leben ist genauso schädlich, wie sich im Gegensatz dazu einzureden, dass einem selbst nichts passieren kann nach dem Motto: »Es geschehen zwar schlimme Dinge auf der Welt, aber mir nicht, mich trifft keine schwere Krankheit, kein Verlust, kein Unfall, kein Anschlag auf mein Leben.« Wer diese unrealistische Vorstellung verinnerlicht hat, kommt nach meiner Erfahrung am schlechtesten damit klar, wenn ihn tatsächlich ein Schicksalsschlag treffen sollte.

Ein gesundes Verhältnis zu Risiken zu entwickeln und im Umgang mit Gefahr die Balance zwischen Ignoranz und Hysterie zu bewahren ist angesichts der aktuellen Situation keine leichte Aufgabe. Das haben nach meiner Einschätzung die rechten Populisten als Chance für sich erkannt. Sie schüren bestimmte Ängste bei den Menschen und versuchen deren Verunsicherung für sich zu nutzen, indem sie ihnen vorgaukeln, einfache Lösungen zu kennen, mit denen sie alle Probleme in den Griff bekommen, und dafür sorgen zu können, dass das Sicherheitsgefühl wieder voll und ganz hergestellt wird. Dem möchte ich entgegenhalten: Jeder kann selbst genug tun, um sich sicher zu fühlen! Der erste Schritt dazu ist, ruhig und mit kühlem Kopf zu analysieren, wo wirkliche Gefahren lauern und wo wir Irrtümern und Fehleinschätzungen aufsitzen.

Trügerische Gewissheiten: Wie wir irreführende Denkmuster entlarven

Seit den Anschlägen vom 11. September 2001 in New York sind in unserem Land bis Ende 2016 zwölf Menschen durch islamistischen Terror ums Leben gekommen. Mehr als drei Millionen Deutsche sind in dieser Zeit hingegen an Krebs gestorben, Zehntausende an Infektionen durch Krankenhauskeime und Grippe. Trotzdem haben wir mehr Angst vor Terroranschlägen als davor, einer lebensbedrohlichen Krankheit zum Opfer zu fallen. Wie kann es zu solch einer erstaunlichen Fehleinschätzung kommen?

Wenn wir Risiken einordnen, nehmen vier Faktoren Einfluss auf den Beurteilungsprozess, die unseren Blick auf die Realität verzerren können. Der erste Faktor ist die Frage: Wie vertraut ist uns eine vermeintliche Gefahr? Eine Lungenentzündung, ein Autounfall, ein Sturz auf der Rolltreppe – solche Szenarien kennen wir. Sie sind schlimm, aber wir sind mit ihnen vertraut. Terroristische Anschläge passen dagegen nicht in unseren Erfahrungshorizont. Auch Menschen, die sich in Aussehen und kultureller Prägung von uns unterscheiden, zumal wenn sie innerhalb kurzer Zeit in so großer Zahl ins Land gekommen sind wie derzeit die Flüchtlinge, nehmen wir als fremde Gefahr wahr. Und solche fremden Gefahren scheinen uns immer bedrohlicher als vertraute Gefahren. Diese kognitive Fehlleistung beeinträchtigt unsere Fähigkeit, tatsächliche und scheinbare Risiken zu unterscheiden und angemessen zu reagieren.

Der zweite Faktor, der zu einer falschen Beurteilung von Risiken führen kann, betrifft die Dimension von Ereignissen. In der Psychologie wissen wir, dass sich seltene und extreme Ereignisse tief ins Gedächtnis eingraben. Bei einem Flugzeugabsturz wie dem Germanwings-Unglück in Südfrankreich am 24. März 2015 oder einem Terroranschlag wie in Berlin im Dezember 2016 kommen viele Menschen gleichzeitig ums Leben. Solche Ereignisse sind sehr unwahrscheinlich, dafür aber äußerst beeindruckend und beängstigend. Dadurch überschätzen wir das Risiko, selbst Opfer eines solchen schrecklichen Vorfalls zu werden. Sterben genauso viele Menschen über mehrere Monate verteilt an Grippe, bei Motorradunfällen, durch die Folgen von Alkoholsucht oder durchs Rauchen, löst das weit weniger Angst bei uns aus. Entsprechend geringer erscheint uns das Risiko, irgendwann selbst einmal betroffen zu sein.

Ein Ereignis, das sehr unwahrscheinlich ist, aber viele Menschenleben kostet und damit viel Aufmerksamkeit erzeugt, nennt man in der Psychologie »Schockrisiko«. Für unsere Urahnen machte die Angst vor »Schockrisiken« durchaus Sinn. Der plötzliche Tod mehrerer Mitglieder ihrer Sippe gefährdete das Überleben der ganzen Gruppe. In dieser Phase der Entwicklungsgeschichte war es daher eine kluge Entscheidung, der Angst vor Schockrisiken nachzugeben und bestimmten Situationen möglichst aus dem Weg zu gehen. Heute hat diese Angst ihre Funktion jedoch verloren. Sie beruht auf dem Phänomen der selektiven Wahrnehmung und kann zu folgenschweren Fehlentscheidungen führen, wie der Direktor am Max-Planck-Institut für Bildungsforschung in Berlin und Experte für Risikobewertung Gert Gigerenzer herausgefunden hat. Er stellte in einer viel zitierten Untersuchung fest, dass zahlreiche Amerikaner im ersten Jahr nach den Anschlägen von 9/11 aus Angst vor einem weiteren Terroranschlag vom Flugzeug aufs Auto umstiegen. Wie sich herausstellte, war diese von Angst getriebene Reaktion sowohl irrational als auch verhängnisvoll: In diesen zwölf Monaten kamen rund 1600 Menschen mehr bei Autounfällen ums Leben, als statistisch zu erwarten gewesen war. Das macht deutlich, wie wichtig es für unsere Sicherheit ist, uns dieses Angstmuster bewusst zu machen.

Was wir uns außerdem klarmachen müssen, ist Folgendes: Schockrisiken provozieren nicht nur eine unverhältnismäßig starke Angstreaktion und falsche Entscheidungen. Es ist auch sehr leicht, Furcht vor ihnen zu erzeugen. Terroristen legen es gezielt darauf an, durch entsprechende Taten unsere Angst vor Schockrisiken in die Höhe zu treiben und damit die Gesellschaft zu destabilisieren.

Da die Angst vor Schockrisiken evolutionspsychologisch in unserem Gehirn angelegt ist, müssen wir darauf achten, uns von diesem uralten Muster nicht fehlleiten zu lassen und Risiken irrtümlich zu überschätzen. Zum Teil lässt sich dieses Fehlurteil regulieren, indem wir uns mit Statistiken und Wahrscheinlichkeiten beschäftigen. Aber das hilft nicht jedem. Wichtig erscheint mir daher vor allem, dass über gefühlte Risiken viel gesprochen wird, sowohl privat als auch in der Öffentlichkeit. Ich glaube zum Beispiel, dass die zahlreichen Talkshows, die in jüngster Zeit zum Thema Terrorgefahr zu sehen waren, einen positiven Effekt auf unsere

Risikoeinschätzung haben können, wenn die Diskussionen differenziert geführt werden.

Wer unter Flugangst leidet und darüber nachdenkt, wodurch seine nachweislich übertriebene Angst ausgelöst wird, landet schnell beim Thema Kontrolle. Aus der Psychologie wissen wir, dass bei der Bewertung von Risiken der Faktor Kontrolle eine zentrale Rolle spielt.

In bestimmten Alltagssituationen bilden wir uns ein, das Geschehen voll und ganz im Griff zu haben. Ein gutes Beispiel ist der Straßenverkehr. Wenn wir am Steuer unseres Autos sitzen, steht alles unter unserer Kontrolle, glauben wir. Das Risiko, verletzt zu werden oder gar zu sterben, erachten wir folglich als nicht sonderlich hoch. Doch das Gegenteil ist der Fall. Den Beweis liefert die Unfallstatistik: 2015 nahm die Polizei etwa 2,5 Millionen Unfälle auf, 3475 Menschen verloren auf Deutschlands Straßen ihr Leben.

Noch höher ist das Unfallrisiko an einem Ort, an dem wir uns besonders sicher, wenn nicht sogar am sichersten fühlen, nämlich zu Hause. Wo, wenn nicht hier, haben wir die totale Kontrolle, so unsere Überzeugung. Dabei passieren unglaublich viele Unfälle beim Fenster- oder Herdputzen, beim Gardinenaufhängen, beim Staubsaugen. Weil Leitern instabiler sind als vermutet, Stromkabel im Weg liegen oder Putzmittel sich als explosiv erweisen. Laut Zahlen des Statistischen Bundesamts sterben jährlich im Schnitt 8300 Deutsche durch Missgeschicke im Haushalt, das sind sogar mehr als doppelt so viele wie im Straßenverkehr. Trotzdem haben die meisten von uns mehr Angst, in ein Flugzeug zu steigen als auf eine Haushaltsleiter.

Überall dort, wo man die Kontrolle abgibt, wie eben beim Fliegen, haben wir ein Gefühl von Unsicherheit und überschätzen dadurch häufig das Risiko, das wir dabei eingehen.

Mir persönlich geht es da nicht anders. Deshalb habe ich zum Beispiel beim Fliegen für mich ein Ritual eingeführt: Nach dem Einsteigen ins Flugzeug bete ich jedes Mal für den Flugkapitän, dass er fit ist und dass die guten Kräfte bei ihm sein mögen. Das mache ich, damit sozusagen von oben ein gewisser Schutz kommt. Danach sage ich mir ganz bewusst: »Ich gebe jetzt die Kontrolle ab. Da vorne sitzt ein erfahrener Flugkapitän, in dessen Hände lege ich mein Schicksal.« Auf diese Weise fällt es mir leichter, das Gefühl des Kontrollverlusts auszuhalten, und ich habe weniger Angst beim Fliegen. Solch ein Ritual kann man zum Beispiel auch durchführen, wenn man in ein Fußballstadion oder zu einem großen Konzert geht und sich Sorgen wegen eines möglichen Terroranschlags macht. Man kann bewusst die Kontrolle an die gut ausgebildeten Sicherheitskräfte abgeben, die im Rahmen ihrer Möglichkeiten für den Schutz der Besucher sorgen. Das kann eine beruhigende Wirkung haben.

Ein vierter Faktor, der dazu führen kann, dass wir Gefahren falsch einordnen und aus Ereignissen die falschen Schlüsse ziehen, ist deren Darstellung in den Medien. Je spektakulärer ein Ereignis präsentiert wird und je mehr erschreckende Bilder wir dazu in unserem Gedächtnis abspeichern, desto verzerrter beziehungsweise größer erscheint uns das Risiko, selbst von einem solchen Szenario betroffen zu sein. Insbesondere die Fernsehberichterstattung und die (Pseudo-) Informationen und Bilder, die in den sozialen Netzwerken kursieren, haben eine enorme Wirkung auf uns. So beschäftigen uns manche Risiken, wie beispielsweise dasjenige, bei einem Flugzeugabsturz oder einem Terroranschlag zu sterben, überdurchschnittlich stark, weil sie in den Medien häufig reißerisch thematisiert und mit dramatischen Bildern emotionalisiert werden. Wie wir Medien und digitale

Informationskanäle wie soziale Netzwerke so nutzen, dass die über sie vermittelten Inhalte keine übertriebenen Ängste bei uns wecken oder zu falschen Reaktionen führen, möchte ich zu einem späteren Zeitpunkt noch einmal genauer darlegen.

Achtung, gefährlich: Wie wir Angstsituationen entschärfen

Die neuen Ängste bewirken, dass wir bei vielem, was wir tun, das Gefühl haben, ein gestiegenes Risiko einzugehen. Und wir sorgen uns, einem Menschen, den wir lieben, könnte etwas zustoßen. Zum Beispiel sehen wir abends in den Nachrichten einen Bericht über gesuchte Terrorverdächtige oder die gestiegene Terrorgefahr an deutschen Flughäfen, und am nächsten Morgen müssen wir selbst oder unser Partner zu einem Geschäftstermin in eine andere Stadt fliegen. Sofort steigt Angst in uns auf.

Ich rate dazu, sich in solchen Fällen ganz nüchtern zu fragen: »Wie groß ist das Risiko wirklich? Wie hoch ist die Wahrscheinlichkeit eines Terroranschlags?« Sie ist, das wissen wir, minimal. Und ja, trotzdem gibt es ein gewisses Restrisiko. Deshalb muss ich mich als Nächstes fragen: »Bin ich bereit, dieses Restrisiko zu tragen? Ist es mir das wert? Oder verlange ich von meinem Partner, zu Hause zu bleiben, beziehungsweise bleibe selbst zu Hause und traue mich irgendwann gar nicht mehr aus dem Haus?« Denn aus der Psychologie wissen wir, dass ein solches Vermeidungsverhalten angstverstärkend ist. Demzufolge kann es so kommen: Erst nicht mehr fliegen, dann auch andere »gefährliche« Dinge nicht mehr machen, bis man irgendwann gar nichts mehr tut.

Gesünder ist es, das muss ich aus psychologischer Sicht ganz klar sagen, das Restrisiko zu akzeptieren. Dabei kann ein psychologischer Trick helfen, den ich bei Angstpatienten anwende, die sich mit »Was-kann-passieren-wenn«-Gedanken in eine Angstspirale hineinsteigern. Diese Patienten haben, wie ich es nenne, »Schrott-« oder »Müllgedanken«, in denen sie ein Schreckensszenario nach dem anderen konstruieren und sich immer tiefer in die Angst treiben. Nimmt das überhand, mache ich mit ihnen folgende Übung: Die Patienten sollen die Augen schließen und ganz intensiv über diese Schrottgedanken nachdenken. Sie sollen diesen angstschürenden inneren Dialog dabei richtig forcieren. Wenn sie sich dann total in die Angst hineingesteigert haben, rufe ich ganz laut: »Stopp!« und halte ein Stoppschild hoch, das aussieht wie das Verkehrszeichen, das man aus dem Straßenverkehr kennt. Das erschreckt die Patienten so sehr, dass die Schrottgedanken unterbrochen werden und sich das Stopp-Zeichen gut einprägt. In Zukunft sollen sie sich dann immer, wenn die Müllgedanken anfangen und die Angstspirale in Gang setzen, das Stoppschild vor Augen rufen. Verstärkt wird dieser mentale Bremseffekt, wenn man gleichzeitig einen starken Satz sagt wie: »Hör auf mit dem Mist! Stopp!« Man darf da in seiner Wortwahl ruhig ein bisschen drastisch sein. Die Stopp-Methode kann jeder anwenden, der solche Angstsituationen etwa vor einem Flug oder vor einem Konzertbesuch durchlebt.

Und da ist noch etwas, das wir uns klarmachen müssen: Wenn wir Angst erleben, fühlt sich das oft dramatischer an, als es, rein physisch betrachtet, tatsächlich ist. Angstpatienten empfinden ihre Angst als unheimlich intensiv. Wenn man sie fragt, was sie dabei an sich beobachten, berichten sie von dem Gefühl, kurz vor einem Herzinfarkt zu stehen. Ihr Körper, so glauben sie, ist in solchen Momenten in einem absoluten Ausnahmezustand. Untersucht man ihre Reaktion bei einem solchen Angstanfall medizinisch und misst beispielsweise ihre Muskelanspannung und die Herzfrequenz, dann zeigt sich ein ganz anderes Bild. Dabei stellt sich heraus, dass diese als maximal schlimm empfundene Angst, bei der man denkt, man stirbt gleich an einem Herzinfarkt, in etwa dem Grad körperlicher Aktivierung entspricht, den man nach einem Fußmarsch vom Erdgeschoss in den zweiten Stock erreicht. Das heißt, die empfundene Angst ist viel größer als die tatsächlichen physiologischen Begleiterscheinungen. Das ist für Angstpatienten oft eine überraschende, aber hilfreiche Erkenntnis. Sie lernen auf diese Weise zum einen, dass ihre als lebensbedrohlich wahrgenommenen körperlichen Reaktionen durch ihre angstauslösenden Gedanken und Phantasien erzeugt werden. Und dass es zum anderen nicht zu den befürchteten Folgen, wie etwa einem Herzinfarkt, kommt. Dieses Wissen kann Angstsituationen deutlich entschärfen.

Wir alle neigen dazu, Symptome wie Herzklopfen als Beweis dafür zu nehmen, dass eine Situation wirklich gefährlich ist. Weiß man allerdings, dass dem nicht so ist, kann man sich dann sagen: »Es fühlt sich jetzt zwar schlimm an, aber eigentlich ist es, als ob ich gerade ein paar Treppen hochgestiegen wäre, nichts weiter.« Das wirkt beruhigend. Und hilft uns zum Beispiel, mit Risikosituationen, die uns mehr als angemessen in Angst versetzen, souverän umzugehen.

Grenzen setzen: Welches Risiko will ich eingehen?

Die eigenen Ängste zu überwinden wirkt sich positiv auf das eigene Lebensgefühl und das Klima im sozialen Umfeld aus. Wichtig aber bleibt, nur in objektiv ungefährlichen Situationen über seinen Schatten zu springen und Mut zu zeigen. Wo ein reales Risiko besteht, muss man sich angemessen schützen. Sich oder anderen bei einer Terrorwarnung wie nach dem Amoklauf in München beweisen zu wollen, wie mutig man ist, und lässig durch die Innenstadt zu spazieren, ist Leichtsinn, nicht Mut.

Es gibt in der Psychologie das Konzept des »sensation seeking«. Entwickelt wurde es von dem amerikanischen Psychologen Marvin Zuckerman. Sogenannte »high-sensation-seeker« suchen ständig nach aufregenden, intensiven Erfahrungen und nehmen dafür hohe Risiken in Kauf. Wenn man sich die Funktion dieses Verhaltens genau anschaut, zeigt sich, dass diese Menschen unbewusst zu vermeiden versuchen, mit bestimmten Gedanken konfrontiert zu sein. Ich hatte zum Beispiel einen Patienten, der schuldhaft einen Unfall verursacht hatte, bei dem eine Person getötet worden war. Um nicht dauernd daran denken zu müssen, überquerte er stark befahrene Straßen an gefährlichen Stellen und ließ die Autos knapp vor und hinter sich vorbeirasen. Dadurch kam er in einen gewissen »High-Zustand« und war in dem Moment nicht mit der Last seiner Schuldgefühle konfrontiert.

Von solch einem Verhalten kann ich als Psychologe nur dringend abraten. Es gilt, ein vernünftiges Gleichgewicht herzustellen und abzuwägen, welches Risiko man eingehen will. Bei Dingen, die ein bisschen gefährlicher geworden sind, wie zum Beispiel Großereignisse, finde ich es sinnvoll, sich zu sagen, ich mache es trotzdem oder sogar jetzt erst recht. Sich bewusst in eine objektiv hoch riskante Situation zu begeben ist hingegen ganz klar falsch.

Wo genau die persönliche Grenze der eigenen Risikobereitschaft liegt, muss jeder für sich selbst herausfinden. Ein Patient von mir arbeitet als Justizvollzugsbeamter. Er wurde von einem Gefangenen als Geisel genommen und schwer verletzt. Als seine Verletzung ausgeheilt war, hatte er sehr große Angst, seine Arbeit im Gefängnis wieder aufzunehmen. In der Therapie erklärte er mir, dass ihm die Arbeit viel bedeute, er habe einen sehr guten Zugang zu den Gefangenen und den Eindruck, er könne da etwas bewirken. In der Zeit, in der er aus Angst nicht ins Gefängnis ging, fühlte er sich zwar geschützt und war insofern ausgeglichener, aber das Gefühl, eigentlich wieder dort arbeiten zu wollen, war geblieben. Eine entscheidende Frage in der Therapie lautete: Wie viel Risiko ist er bereit einzugehen und zu tragen? Würde er weiterhin diesen Beruf ausüben, müsste er mit einem höheren Risiko, dass ihm wieder etwas passiert, leben als etwa bei einem Job in der Bank oder als Installateur. Nachdem er das Erlebnis in der Therapie verarbeitet hatte, sagte er: »Ja, ich bin bereit, dieses erhöhte Risiko einzugehen.«

Ein Gegenbeispiel liefert eine andere Patientin von mir, eine Polizistin aus einer norddeutschen Großstadt. Sie war bei einem Einsatz in eine Schießerei geraten, in deren Verlauf sie jemanden in Notwehr erschoss. Einen Menschen getötet zu haben ist ein schlimmes Trauma. Damit kam die Patientin sehr schwer zurecht. Und auch das Risiko, wieder in eine lebensbedrohliche Situation zu kommen, wollte sie nicht länger tragen. Nach der Therapie bei mir, in der sie das Trauma gut überwunden hatte, unternahm sie alles, um ihren Dienst zu verändern und zum Beispiel nicht mehr nachts Streife in der Großstadt fahren zu müssen, und ich habe sie dabei unterstützt. Das war ihr einfach zu viel. Sie sagte, sie habe Familie, dieses Risiko passe nicht mehr in ihr Leben.

Diese Beispiele zeigen: Jeder muss für sich selbst entscheiden, welche Risiken er bereit ist zu tragen. Das ist persönliche Ermessenssache. Jede und jeder muss sich genau überlegen, was ihm oder ihr im Leben wichtig ist. Dann muss man sich ein vorhandenes Risiko realistisch anschauen und abwägen, wo die eigenen Prioritäten liegen. Am Ende sagt man dann Ja oder Nein zu einem Risiko, je nachdem wie die Einschätzung ausfällt. Beides kann richtig sein. Wenn man aber sagt, ich gehe ein erhöhtes Risiko ein, wie das etwa Soldaten, Feuerwehrleute oder Polizisten tun, dann muss man voll und ganz dahinterstehen. Denn wenn man ein Risiko bewusst eingeht, kann man es besser tragen. Das zeigt meine Erfahrung.

In Bezug auf die Risiken, denen wir uns derzeit ausgesetzt sehen oder fühlen, würde ich jedem empfehlen, sich einmal hinzusetzen und ein Risiko-Screening zu machen. Welche Risiken betreffen mich persönlich, und wie hoch sind sie tatsächlich? Dem muss sich eine bewusste Abwägung anschließen, welchen Raum man diesen Risiken in seinem Leben gibt. Lässt man sich dahingehend beeinflussen, dass man nicht mehr verreist, nicht mehr ins Fußballstadion geht, keine öffentlichen Partys mehr besucht?

Bei dieser Entscheidung sollte man allerdings das Problem bedenken, dass Ängste durch Vermeidung größer werden. Oder man entscheidet sich dafür, bestimmte leicht erhöhte Risiken zu akzeptieren und dafür wie bisher am Leben teilnehmen zu können. Ein solches Risiko-Screening verschafft einem ein besseres Gefühl, wenn man auf ein Konzert oder zu einem Public Viewing geht. Nicht nur Menschen mit risikobehafteten Berufen, sondern jedem von uns hilft es zu wissen, das Risiko, dass etwas Schlimmes passiert, ist minimal. Und dieses minimale Risiko gehe ich ganz bewusst ein.

Wir haben das Gefühl, in einer Zeit zu leben, die viel gefährlicher geworden ist. Objektiv betrachtet ist das aber nicht der Fall. Die Sicherheitslage hat sich für uns persönlich weit weniger verändert, als wir es empfinden. Das lässt sich tatsächlich sehr gut mit einer Angstattacke vergleichen. Dieser Zustand fühlt sich wahnsinnig gefährlich an, aber wenn man die physiologischen Parameter misst, hat man nur eine leicht erhöhte Herzschlagfrequenz. So verhält es sich auch mit dem Zustand in unserer Gesellschaft. Diese leicht veränderte Situation müssen wir akzeptieren. Wir müssen mit Terrorismus und anderen Bedrohungen leben. Aber es ist nicht so, dass an jeder Ecke eine tödliche Gefahr droht und man nicht mehr entspannt in den Urlaub fliegen, Feste feiern oder zum Bäcker gehen kann. Wenn wir es schaffen, die aktuellen Risiken mit unserer Ratio richtig einzuordnen und unsere unrealistisch hohen Ängste zu überwinden, dann gewinnt unser aller Sicherheitsgefühl an Stärke zurück.

Zurück zu innerem Frieden: So hat die Angst keine Chance

Gesunde Angst ist ein Schutzmechanismus, der unser Überleben sichert. Sie warnt uns und hält uns davon ab, unverantwortliche Risiken einzugehen. Sie sorgt zum Beispiel dafür, dass wir regelmäßig zur Krebsvorsorge gehen, eine Haftpflichtversicherung abschließen, uns im Auto anschnallen und uns nicht die Haare föhnen, wenn wir in der Badewanne liegen. Zugleich mobilisiert Angst Kräfte, um eine Gefahrensituation zu überstehen und etwa bei einer Schlägerei oder einem Hausbrand schnell weglaufen zu können.

Aber es gibt eben auch übertriebene Angst, die uns nicht schützt, sondern im Gegenteil eher Probleme macht. Sie hat einen negativen Einfluss auf unser Lebensgefühl und unsere Lebensgestaltung, und sie vergiftet das Klima in unserer Gesellschaft. Dieser Angst sollten wir deshalb nicht die Macht über unser Denken und Handeln überlassen, sondern dafür sorgen, dass sie von Stärke, Selbstbewusstsein, positiven Gefühlen und Zuversicht gelenkt werden.

Die Mittel, unsere Ängste zu regulieren, haben wir. Davon bin ich als Psychologe überzeugt. Wir müssen nur lernen, sie zu nutzen.

Krisenkompetenz entwickeln: Wie wir in schwierigen Situationen die Nerven behalten

In den westlichen Industrienationen sind die Lebensbedingungen der Menschen heute besser als je zuvor in der Geschichte. Das macht uns anfälliger für Ängste, denn wir sind schlicht nicht mehr krisenerprobt. Die Nachkriegsgenerationen sind sorgenfreier aufgewachsen als sämtliche Generationen vor ihnen. Ein Leben ohne existenzielle Katastrophen wie Krieg oder Hungersnot ist für uns der Normalzustand. Das macht Menschen im Laufe der Zeit empfindlicher. Es klingt vielleicht hart, aber wir sind nach meiner Einschätzung verweichlicht.

Welche Sorgen haben die meisten von uns denn schon im Vergleich zu den Menschen in Ländern wie Haiti (bei dem schweren Erdbeben am 12. Januar 2010 starben laut haitianischer Regierung mehr als 300 000 Menschen, etwa 1,85 Millionen wurden obdachlos), Sierra Leone (hier lag die durchschnittliche Lebenserwartung der Menschen 2016 laut Auswärtigem Amt bei 47,3 Jahren) oder Afghanistan (seit 1978 herrscht in dem Land Krieg, nach Schätzungen verlor über eine Million Menschen bis heute ihr Leben). Ich will damit nicht sagen, wir brauchen mal wieder ein paar Katastrophen oder einen Krieg, um psychisch robuster zu werden. Aber unsere Empfindlichkeit ist natürlich die Kehrseite unseres behüteten Lebens.

Die meisten von uns haben keine Übung darin, echte Herausforderungen zu bewältigen, und sind sehr schnell überfordert. Ich war und bin bei meiner Arbeit mit vielen schweren Katastrophen konfrontiert. Was manche meiner Patienten im Vergleich zu solchen wirklich kaum zu ertragenden Erlebnissen als schwerste Belastung für sich empfinden, bringt mich durchaus schon mal dazu zu denken: »Jetzt mach aber mal halblang.« Ich glaube den Patienten natürlich, dass sie leiden, aber sie sind eben wenig krisenerprobt. Um schwierigen Situationen besser gewachsen zu sein und die Angst davor auf ein gesundes Maß herunterzuregulieren, müssen wir unsere Krisenkompetenz stärken.

Unter Krisenkompetenz verstehe ich zunächst einmal, dass man sich grundsätzlich mental auf Krisen vorbereitet, ohne sich verrückt zu machen. Krisen kommen und Krisen gehen. Um das zu veranschaulichen, benutze ich in Anlehnung an den griechischen Philosophen Heraklit gerne das Bild von einem Fluss. Ein Fluss fließt manchmal ruhig daher, manchmal hat er Stromschnellen oder einen Wasserfall. Auch der eigene Lebensfluss ändert sich ständig, birgt Gefahren und schwierige Etappen. Darauf muss man sich vorbereiten und lernen, ein guter Schwimmer in diesem Lebensfluss zu sein. Es ist nicht selbstverständlich, dass alles immer glattläuft und einfach ist. Es ist nicht selbstverständlich, dass es uns so gut geht, wie es uns in diesem Moment geht. Das kann sich schlagartig ändern, indem sich etwas Schwieriges oder Schlimmes ereignet. Ich rate jedem dazu, sich mit diesem Gedanken zu beschäftigen. Krisen können in wirklich jedem Leben vorkommen, das müssen wir uns bewusst machen. In der Regel führt diese Einsicht dazu, dass man achtsamer lebt, mehr im Hier und Jetzt ist. Und dass man dankbarer ist für das Gute und Schöne, das man hat und erlebt, und es mehr genießen kann. Daraus entsteht wiederum die Kraft, Krisen bewältigen zu können.

Wenn es uns gelingt, mögliche Krisen in unserem Lebensentwurf mitzudenken, dann können wir auch lernen, mit dem derzeitigen Bedrohungsszenario umzugehen. Die Bedrohungen werden nicht weniger, sondern wahrscheinlich eher mehr. Das sollte man akzeptieren und sich eingestehen, dass sich die Zeiten geändert haben und man hinnehmen muss, dass es nicht mehr so entspannt ist wie früher. Diese Haltung ist sinnvoller, als sich darüber zu ärgern, dass man plötzlich vorsichtiger geworden ist oder manchmal misstrauisch reagiert. Vollkommen angstfrei zu sein ist meiner Meinung nach derzeit kaum möglich und vermutlich auch nicht sinnvoll. Mit einem gesunden Maß an Angst können wir aber gut leben.

In einer akuten Krisensituation bedeutet Krisenkompetenz, sich nicht nur von seiner Angst leiten zu lassen, sondern die Ratio, seinen Verstand, einzuschalten. Die erste Frage, die man sich in solch einem Moment stellen muss, lautet: Welche Fähigkeiten brauche ich, um diese Krise zu bewältigen? Die von meinen Patienten am häufigsten genannten Begriffe sind dabei Gelassenheit, Mut und Geduld. Die nächste Frage lautet: In welcher schwierigen Situation war ich schon einmal gelassen beziehungsweise mutig oder geduldig? Jetzt geht man wie auf einem Zeitstrahl in seinem Leben zurück und schaut, wann man diese Stärken schon mal gezeigt hat. Meistens fallen einem tatsächlich mehrere Erlebnisse ein. Diese Erlebnisse muss man sich wieder vor Augen führen und sich sagen: »Ich habe die Fähigkeit, eine Krise zu meistern.«

Steckt man mitten in einem Bedrohungsszenario, macht die Angst ruhiges Nachdenken manchmal zunächst unmöglich. Beim Amoklauf in München im Juli 2016 zum Beispiel waren die meisten Menschen in der Stadt zum ersten Mal in ihrem Leben mit einer konkreten Terrorwarnung konfrontiert. Diese Erfahrung war natürlich extrem beängstigend und führte teilweise zu panischen Reaktionen. In einer Gefahrensituation ist es sinnvoll, kurz innezuhalten und zu versuchen, sich zu beruhigen und einen klaren Kopf zu bekommen, bevor man weitere Schritte unternimmt.

Nach meiner Erfahrung können Atemübungen hilfreich sein, um aus der Panik herauszukommen. Die Konzentration auf den Atem löst die Angst. So kann man wieder Ruhe und Klarheit finden. Es gibt verschiedene Atemübungen, zum Beispiel aus dem Yoga, die man sich aneignen kann. Ich persönlich empfehle zur Angstbewältigung gerne eine Achtsamkeitsübung namens 5-4-3-2-1. Dabei konzentriert man sich auf Dinge, die man sieht, hört und spürt, und ist dadurch ganz im Hier und Jetzt, kann sich erden und von ins Übermaß schießenden Angstgedanken befreien. Bei dieser Übung benennt man erst fünf Dinge, die man sieht, zum Beispiel »Ich sehe den Baum«, »Ich sehe die Uhr«, »Ich sehe den Stift.« Dann kommen fünf Dinge, die man hört: »Ich höre das Flugzeug«, »Ich höre den Vogel«, »Ich höre das Kind rufen« und so weiter. Und schließlich fünf Dinge, die man spürt: »Ich spüre das Stuhlpolster unter mir«, »Ich spüre meine Hände auf dem Tisch«, »Ich spüre meine Füße in den Schuhen.« Nun wird reduziert: erst fünf Dinge, dann vier Dinge, dann drei, dann zwei, bis man am Schluss sagt: »Ich sehe meine Tasche, ich höre den Autoverkehr, und ich spüre, dass ich fest auf dem Stuhl sitze.« Diese Übung ist sinnvoll, und man kann sie leicht ohne therapeutische Hilfe erlernen (siehe zum Beispiel *www.opferhilfe-berlin.de/downloads/54321_uebung.pdf*). Hat man sich mithilfe dieser Stabilisierungstechnik oder einer Atemübung beruhigt, kann man mit klarem Kopf nach einer Lösung der aktuellen Krise suchen.

Jeder Mensch hat in seinem Leben schon Krisen bewältigt, sei es einen Unfall, eine schwere Erkrankung, eine Niederlage, einen Konflikt oder den Verlust einer nahestehenden Person. Wenn man sich mental auf die Dinge konzentriert, die einem in solchen schwierigen Situationen geholfen haben, kann man in einer Krise ganz anders bestehen, als wenn man sich seinen Ängsten hingibt und allein seinen Gefühlen folgt.

Die meisten Menschen tragen diese Krisenkompetenz in sich, stelle ich bei meiner therapeutischen Arbeit immer wieder fest. Wir müssen nur den Kontakt zu ihr herstellen.

Mit Krisen wie einem Terroranschlag oder einem tätlichen Angriff ist es wie mit einem Brand. Selbst wenn es in einem Ort oder in einer Stadt jahrzehntelang nicht gebrannt hat, braucht man eine gut trainierte Feuerwehr. Das heißt, wir müssen die mögliche Katastrophe theoretisch einplanen und uns innerlich darauf vorbereiten, damit sie uns nicht vollkommen aus der Bahn wirft, sollte sie tatsächlich eintreffen. Das habe ich unter anderem durch das Beispiel einer Patientin gelernt, die eine Brustkrebsdiagnose erhielt. 99 Prozent meiner Patienten sagen bei solch einer Diagnose als Erstes: »Warum ich?« Diese Frau aber sagte: »So viele Menschen haben Krebs. Ich habe mir schon oft vorgestellt, dass das auch mir passieren könnte.« Diese Patientin hatte, wie sich in der Therapie erwies, in der Bewältigung dieser schwierigen Situation einen Riesenvorsprung gegenüber all den anderen.

Wie wichtig es ist, sich mental auf Krisensituationen vorzubereiten, hat mir auch der Abend des Amoklaufs in München gezeigt. Das Verhalten vieler Menschen war ein deutlicher Beleg dafür, dass wir ungeübt im Umgang mit Terroranschlägen sind. In Israel zum Beispiel hätten die Menschen ganz anders reagiert, nämlich weder panisch noch fahrlässig ruhig. Weder wären sie kopflos durch die Innenstadt gerannt, noch wären sie in Bars und Restaurants nach der Terrorwarnung seelenruhig an einem Fensterplatz sitzengeblieben wie Sandra und ihre Freundin, deren Erfahrungen an diesem Abend ich schon beschrieben habe.

Sowohl aus psychologischer Sicht als auch nach Meinung von Sicherheitsexperten ist es sinnvoll, sich gedanklich ganz konkret auf einen Terroranschlag oder eine andere Gewalttat vorzubereiten. Wenn ich mir im Detail vorstelle, wie ich aus bestimmten Szenarien heil herauskomme, stärkt das zum einen mein Gefühl der Selbstwirksamkeit und reduziert dadurch die Angst. Im Ernstfall kann es uns zum anderen das Leben retten. Denn alles, was ich im Geiste intensiv durchspiele, wird dort gespeichert und kann bei Bedarf abgerufen werden. Das heißt, man reagiert zum Beispiel bei einem Bombenanschlag in einem Gebäude nicht emotional-impulsiv und ergreift kopflos die Flucht, sondern geht erst einmal in Deckung.

Das bestätigte mir unter anderem eine Kollegin, mit der ich in einer internationalen Arbeitsgruppe zur Katastrophenforschung gearbeitet habe. Die Psychologin forscht in der Türkei zum Verhalten von Menschen bei Erdbeben und klärt die Bevölkerung darüber auf, wie man im Ernstfall reagieren sollte. Haben die Menschen ihre Tipps verinnerlicht, wie zum Beispiel in einem geschlossenen Raum unter einen Tisch oder unter ein Bett zu kriechen, erhöht das ihre Überlebenschancen. Das konnte meine Kollegin eindeutig nachweisen. Zur inneren Vorbereitung auf eine mögliche Gewalttat gehört übrigens auch, darüber nachzudenken, ob man generell dazu bereit ist, jemanden anzugreifen, wenn man dadurch Schlimmeres verhindern kann, oder ob man das für sich generell ausschließt.

Wir sollten es mit der mentalen Krisenprophylaxe aber nicht übertreiben. Sich gedanklich vorzubereiten, bringt nur bis zu einem gewissen Grad Sicherheit. Ab einem bestimmten Punkt setzt die gegenteilige Wirkung ein, sprich: es verunsichert. Durch eine zu intensive Beschäftigung mit Krisenszenarien macht man die Bedrohung realer. Das kann dazu führen, dass man mögliche Gefahren überbewertet und unnötig eigene Ängste schürt. Es gilt, die Balance zu halten. Welches

Maß das rechte ist, muss jeder für sich herausfinden. Was dem einen ein Stück mehr an Sicherheit bringt, löst beim anderen Furcht aus. Das Ziel beim Durchspielen von Krisenszenarien muss sein, sich in die Lage zu versetzen, Sachlichkeit, Kompetenz und so weit wie möglich innere Ruhe in eine Gefahrensituation zu bringen. Aus diesem Grund werden zum Beispiel in Schulen oder Büros Feuerübungen gemacht. Wir sollten uns aber auch im Klaren darüber sein, dass jedes Szenario anders ist. Und dass es, so wie es auch keine absolute Sicherheit geben kann, die perfekte Vorbereitung nicht gibt.

Ein weiterer Aspekt ist erst in letzter Zeit richtig in mein Bewusstsein gerückt: Wir alle tendieren, glaube ich, zum Dramatisieren von Erlebnissen und bauschen sie dabei auf. Das heißt, wir rücken durch das Reden darüber nah an ein dramatisches oder spektakuläres Ereignis heran. Das beobachte ich sowohl bei Gesprächen mit Kollegen oder im Freundeskreis als auch bei mir selbst. Wir sagen: »Beinahe wäre ich während des Amoklaufs in München in genau dem Einkaufszentrum gewesen, in dem die Schießerei stattgefunden hat.« Weil wir am Tag davor in der dortigen Apotheke eine Packung Kopfschmerztabletten gekauft haben. Oder: »Fast hätte ich auch in dem Zug mit dem Axt-Attentäter gesessen.« Weil wir zwei Wochen später diese Strecke gefahren sind.

Dieses »Beinahe wäre ich mittendrin gewesen« erzeugt einen schön-schaurigen Nervenkitzel, und man macht sich natürlich interessant. Doch mit diesem Verhalten tun wir uns keinen Gefallen. Wenn wir uns die Gefahren näher und größer reden, als sie tatsächlich sind, schwächen wir unser Sicherheitsgefühl. Wir erzeugen eine Quasi-Betroffenheit, als wären wir tatsächlich dabei gewesen, und erhöhen die gefühlte Wahrscheinlichkeit, dass ein solches Ereignis tatsächlich eintreten kann. So bauen wir künstlich Angst auf. Ich versuche mittlerweile, mich da zu bremsen, indem ich mir ganz bewusst sage: »Das mache ich nicht mehr.« Auch das ist ein Stück Krisenkompetenz.

Der normale Wahnsinn: Kann eine Gesellschaft sich an Terror gewöhnen?

Ich muss mich bei meiner Arbeit als Traumatherapeut mit vielen schrecklichen Geschichten auseinandersetzen. Deswegen werde ich häufig gefragt, ob man irgendwann eine Form von Immunität gegen belastende Erfahrungen und schlimme Ereignisse entwickelt. Und ob man vielleicht auch gegen die Angst vor Terror immun werden kann.

Interessant ist es in diesem Zusammenhang zu prüfen, wie Menschen, die schon lange mit Selbstmordanschlägen und anderen Terrorattacken leben müssen, mit der ständigen Bedrohung umgehen. In Israel zum Beispiel. Die Menschen dort begegnen der Gefahr mit Pragmatismus, nach dem Motto: Der Terror ist da, man muss irgendwie damit umgehen. Wenn es zum Beispiel in einem Restaurant einen Anschlag gab, geht man am nächsten Tag ganz bewusst zum Essen dorthin. Das ist wie ein ungeschriebenes Gesetz. Die Israelis haben gelernt, dass es wichtig ist, eine gewisse Normalität aufrechtzuerhalten. Auch in Bezug auf die Aufarbeitung schwerer Erlebnisse ist man in Israel sehr weit. Dort gibt es erfahrene Traumaforscher, die sehr gute Ideen zur Traumaverarbeitung haben. Und eine Haupterkenntnis ist: Erliege nicht der Angst! Tu etwas dagegen!

Menschen gewöhnen sich vermutlich bis zu einem gewissen Grad an Bedrohungen, denen sie ständig ausgesetzt sind. In

Ländern, in denen viele Terroranschläge passieren, läuft das zivile Leben jedenfalls bemerkenswert normal. Das Gefühl für Normalität passt sich offenbar den Umständen an. Es ist erstaunlich, woran der Mensch sich gewöhnt.

Dass wir hier in Deutschland an die Bedrohung durch Terror ganz und gar nicht gewöhnt sind, habe ich einmal am eigenen Leib erlebt. Ich war in England in einer internationalen Arbeitsgruppe, bei der es um Terrorismusforschung ging. Wir trafen uns zu mehreren wissenschaftlichen Tagungen in London. Zu Beginn kam jedes Mal ein Sicherheitsbeauftragter in den Raum, stellte sich vorne hin und erklärte, wo die Notausgänge sind, wie wir uns zu verhalten haben, wenn ein Feuer ausbricht, es einen Giftgasanschlag gibt und so weiter. Für die britischen Kollegen war das ganz normale Routine, die waren vollkommen entspannt. Ich hingegen musste erst einmal schlucken und fragte mich, ob diese Ausführungen mein Sicherheitsgefühl gestärkt hatten. Meine Antwort: Nein, hatten sie nicht. Im Gegenteil. Nun dachte ich darüber nach, was bei einem Senfgasangriff passieren würde. So ähnlich ergeht es derzeit den meisten Menschen in Deutschland. Und auch wenn die Reaktionen der Berliner nach dem Anschlag auf dem Weihnachtsmarkt überwiegend besonnen waren, wird es sicher noch eine Weile dauern, bis wir uns an die neuen Bedrohungen gewöhnt haben.

Wegschauen erlaubt: Kluge Mediennutzung im digitalen Zeitalter

Einen erheblichen Anteil am massiv gestiegenen Unsicherheitsgefühl in unserem Land hat unser Umgang mit Medien, insbesondere mit digitalen Informationskanälen. Welche verheerende Wirkung die Flut an negativen (Kurz-)Nachrichten und belastenden Bildern, der wir uns beinahe täglich aussetzen, auf unsere Psyche hat, habe ich bereits geschildert.

Diesen angstschürenden Effekt machen sich sowohl islamistische Terroristen als auch Rechtspopulisten gezielt zunutze. Bei ihren Aktionen – bei den einen sind es Anschläge, bei den anderen Provokationen – planen sie stets die anschließende Medienberichterstattung mit ein. Indem wir die Schlagzeilen, Berichte und Bilder wie gebannt und mit wachsender Angst regelrecht aufsaugen, spielen wir ihr perfides Spiel mit und verleihen ihnen eine weit größere Wichtigkeit und zugleich Macht über unser Denken und Handeln, als sie normalerweise hätten. Über unseren Medienkonsum machen wir uns, wenn auch unbewusst, freiwillig zum Opfer dieser Leute. Auch deshalb rate ich dringend dazu, sich zu schützen und durch eine kluge Mediennutzung dafür zu sorgen, dass die eigene Angst vor Terror und anderen bedrohlichen Entwicklungen nicht aus dem Ruder läuft.

Wir meinen immer, bloß nichts verpassen zu dürfen. Meine Empfehlung wäre, einmal darüber nachzudenken, welche Relevanz es hat, wenn man sich jede Meldung über ein schlimmes Ereignis irgendwo auf der Welt anschaut. Klar, die von einem Unglück betroffenen Menschen tun einem leid. Aber ob ich mir das angucke oder nicht, ändert nichts an dem, was geschehen ist. Schaue ich mir die Meldung nicht an, kann ich höchstens am nächsten Tag im Büro nicht mitreden: »Hast du *das* gesehen? 140 Tote bei einem Zugunglück in Indien …!« – »Ja, habe ich auch gesehen, war schrecklich, nicht wahr?!« – »Absolut. Gehst du heute Mittag eigentlich mit in die Kantine?« Mitreden zu können ist heute sehr wichtig – und das, obwohl der oberflächliche Small-Talk über eine Katastrophe nichts als negative Gefühle hervorruft.

Ich erinnere mich an die Begegnung mit einem Nachbarn,

die mich sehr zum Nachdenken angeregt hat. Ich fragte ihn, ob er die schrecklichen Nachrichten am Abend im Fernsehen gesehen habe. Da meinte er, nein, so etwas schaue er sich nicht mehr an, das würde ihn nur auf schlechte Gedanken bringen. Er habe den Fernseher ausgemacht. Das hat mich beeindruckt. Ich habe ihn für seine Konsequenz bewundert. Als er noch hinzufügte, dass er nicht alles mitbekommen und immer unbedingt mitreden müsse, und er sich besser fühle, wenn er stattdessen in seinem Garten ein Beet umgrabe, erschien es mir erst weltfremd, aber das ist es nicht. In meinen Augen ist das ein reflektierter Umgang mit Informationen. Als Psychologe kann ich die Haltung meines Nachbarn nur unterstützen. Der Rückzug von der Informationsüberversorgung und die Besinnung auf die Dinge, die uns gut tun, sind sehr klug und viel besser für unsere Seele.

Der inflationäre Konsum von negativen Nachrichten bewirkt das Entstehen von Ängsten und Unsicherheitsgefühlen. Wer auch mal wegsieht, wenn das Leid anderer uns über die Medien nahegebracht wird, ist nicht gleich ignorant gegenüber den Problemen und Nöten seiner Mitmenschen. Denn wer seine seelischen Kräfte zu sehr strapaziert, indem er sich an den Bildern und Nachrichten von den Krisen und Katastrophen der Welt abarbeitet, hilft damit keinem. Niemand hat einen Nutzen davon, wenn wir uns all dem aussetzen. Im Gegenteil, wir schaden uns selbst damit. Wäre es nicht sinnvoller, seine Kräfte dafür aufzusparen, in konkreten Fällen aktiv zu werden und Menschen, die Hilfe brauchen, zu unterstützen?

Um das klarzustellen, ich plädiere nicht dafür, die Teilhabe am aktuellen Tagesgeschehen komplett den anderen zu überlassen und sich aus allem herauszuziehen. Ich glaube aber, dass unsere Aufnahmekapazität für schlechte Nachrichten begrenzt ist und dass wir verantwortungsvoll damit umgehen sollten. Wichtig ist, ein für sich persönlich sinnvolles Maß des Medienkonsums zu finden, um möglichen Ängsten und dem generellen Unsicherheitsgefühl nicht immer neue Nahrung zu geben.

Zu einem regelrechten Angstschub kann es kommen, wenn wir von besonders schlimmen Ereignissen erfahren, wie etwa den Anschlägen in Paris im November 2015. In solchen Situationen ist es besonders wichtig, seinen Medienkonsum bewusst zu steuern. Das erkläre ich am besten paradox: Wenn Sie alles dafür tun wollen, dass es Ihnen schlecht geht, dann checken Sie nach solch einem Ereignis mindestens einmal die Stunde einen Nachrichtenticker oder lassen sich, noch besser, Push-Nachrichten aufs Smartphone schicken. Lesen Sie diese Kurzmeldungen immer nur nebenbei und denken Sie nicht weiter darüber nach. Schauen Sie sich bei schrecklichen Ereignissen unbedingt Bilder dazu an, idealerweise ein Video mit möglichst grausamen Szenen, das den Eindruck vermittelt, Sie wären direkt dabei. Wiederholen Sie das alles kurz vor dem Schlafengehen noch einmal und sprechen Sie mit niemandem über das, was Sie gelesen und gesehen haben. Dann haben Sie alles dafür getan, dass es Ihnen wirklich mies geht und die Angst so richtig schön in Ihnen arbeitet.

Was ich damit sagen will: Damit sich keine unnötigen Ängste aufbauen und unser Unsicherheitsgefühl nicht weiter wächst, sollten wir uns auf eine geregelte Art und Weise mit Nachrichten über ein schreckliches Ereignis beschäftigen. Das beginnt damit, sich vorher darauf einzustellen, dass man jetzt vermutlich etwas Belastendes erfährt oder sieht, und sich ein bisschen Zeit dafür zu nehmen. Sinnvoller, als sich mit Schlagzeilen und reißerischen Kurzmeldungen dauerberieseln zu lassen, ist es, sich dem Thema mit voller Aufmerksamkeit zuzuwenden und sich damit auseinanderzusetzen.

Etwa indem man eine Sendung im Fernsehen oder Radio anschaut beziehungsweise anhört, die auch über Hintergründe berichtet. Aber nicht abends im Bett, weil das Gesehene oder Gehörte sonst nachts weiterarbeitet.

Außerdem rate ich dazu, sehr genau darauf zu achten, welche Nachrichtenquellen, welche Fernsehsender, welche Sendungen seriös und wo gut recherchierte Informationen zu haben sind. Meiner Meinung nach sind Liveticker, die bei manchen Sendern ständig unten am Bildschirmrand durchlaufen, wenig hilfreich, wenn etwas Außergewöhnliches passiert ist. Man schaut sich einen Film an oder eine Tier-Dokumentation und will abschalten, und dann steht da »Terroranschlag in Brüssel, mehrere Tote«. So wird man selbst dann von belastenden Themen mitgerissen, wenn man ganz bewusst eine andere Sendung gewählt hat. Das triggert, wie bereits beschrieben, Angstreaktionen an. Sender, die Liveticker durchlaufen lassen, sollte man boykottieren.

Auch bei seriösen Fernsehsendern sollten wir bewusst auswählen, was wir uns anschauen. Wenn sich Katastrophen wie Flugzeugabstürze, schwere Erdbeben, Amokläufe oder ein Anschlag ereignet haben, sind viele der kurzfristig ins Programm genommenen sogenannten Informationssendungen eigentlich gar keine Informationssendungen. Bei solchen Sondersendungen geht es häufig weniger um Fakten als vielmehr um Emotionen, ich würde fast sagen: um Unterhaltung. Die Redaktionen senden mehr oder weniger in Echtzeit und verfügen kaum über handfeste, gesicherte Informationen. Um die Sendezeit zu füllen, werden stattdessen viele Bilder gezeigt, die Emotionen wecken, zum Beispiel von leeren Ankunftshallen, wo die Abgestürzten hätten ankommen sollen, oder von verletzten Menschen und zerstörten Gebäuden. Solche Sendungen stillen nicht unser Informationsbedürfnis, sondern heizen unsere Emotionen an. Natürlich werden auch sinnvolle Gefühle geweckt, wie Mitleid mit den Opfern. Letztendlich aber schüren diese Sondersendungen bei vielen Menschen Ängste.

Diese Mechanismen sollten wir uns bewusst machen und uns fragen: Welche Sendung mit welchem Inhalt ist wirklich sinnvoll? Wie viele solcher Sendungen sollte ich mir anschauen? Und wann schalte ich den Fernseher aus? Wenn man sich in einer seriösen Nachrichtensendung informiert hat, reicht das meiner Ansicht nach erst einmal vollkommen. Nach ein paar Stunden kann man dann noch einmal den Fernseher einschalten und sich auf den neuesten Stand bringen.

Das ist natürlich leichter gesagt als getan, vor allem wenn etwas besonders Erschütterndes passiert ist. Nach dem Amoklauf in München bin auch ich länger vor dem Fernseher sitzengeblieben als nötig. Trotzdem möchte ich betonen, es ist wichtig, sein Verhalten da zu steuern. Wir müssen die Bestimmungshoheit haben, wir müssen selbst entscheiden, wie viel wir uns anhören und ansehen wollen, und wir sollten aktiv den Ein- und Ausschaltknopf benutzen. Um das Gesehene und Gehörte zu verdauen, ist es darüber hinaus hilfreich, sich wenigstens kurz mit dem Partner, einem Freund oder Kollegen darüber auszutauschen und auszusprechen, was einen bewegt. Am Ende sollte man das Thema wenn möglich wieder beiseitelegen.

Mir selbst gelingt es ganz gut, bei außergewöhnlichen Ereignissen meinen Medienkonsum zu steuern. Ich halte vieles von mir fern und schaue ganz bewusst Nachrichtensendungen, in denen mir auch Hintergründe aufgezeigt werden. Allerdings brauche ich dabei manchmal die Hilfe meiner Frau. Negative Nachrichten können ja eine Sogwirkung entfalten. Das ist die Faszination des Grauens, man will dann alles unbedingt noch einmal sehen, obwohl man eigentlich weiß, es tut einem nicht gut. Meine Frau sagt dann: »Hallo, wir wollten gleich schlafen gehen, warum musst du jetzt noch mal Nachrichten schauen.« Als Paar kann man sich da sehr gut unterstützen.

Häufig unterschätzen wir die belastende und angstauslösende Wirkung von Bildern. Davor kann ich nur ausdrücklich warnen. Wenn wir Bilder von einem schrecklichen Ereignis sehen, tragen wir sie noch lange als Ballast im Kopf mit uns herum. Sie wirken wie eine Bremse, weil sie, wie schon beschrieben, immer wieder vor unserem inneren Auge auftauchen und Alarm auslösen: »Vorsicht, Lebensgefahr!« Bei schwer zu ertragenden Bildern empfehle ich deshalb: wegschauen beziehungsweise ausschalten oder wegklicken.

Wie stark furchtbare Bilder uns belasten können, kenne ich von Lokführern. Ihnen passiert es immer wieder, dass sich jemand in Selbstmordabsicht auf die Gleise begibt. In der Regel kommt der Zug nicht mehr rechtzeitig zum Stehen, weil er bei hohem Tempo einen sehr langen Bremsweg hat. In Schulungen rate ich Zugführern, in solchen Momenten sofort das Rollo vor ihrer Windschutzscheibe herunterzuziehen, damit sie den schrecklichen Moment des Aufpralls nicht sehen. Diese Bilder wird man nicht mehr los. Und so sollten wir es mit bestimmten Medienbildern auch halten: Einfach nicht hinschauen.

Als im Dezember 2004 ein Tsunami die Küsten Südost-Asiens überrollte, fragte mich ein Moderator in einem Fernsehinterview, zu dem ich als Traumaexperte eingeladen worden war, was man denn Menschen raten könne, deren Angehörige bei der Katastrophe gestorben sind oder deren Schicksal ungewiss war. Ich sagte, ich würde diesen Menschen raten, den Fernseher auszuschalten und lieber eine Kerze anzuzünden, an den Angehörigen zu denken und für die Opfer zu beten. Oder man sollte überlegen, wie man helfen kann. Damit bringt man sich in eine aktive Rolle. Das ist für die eigene Psyche viel heilsamer, als passiv auf dem Sofa zu sitzen und sich in einer Endlosschleife diese Horrorbilder anzuschauen. Der gleiche Rat gilt natürlich für den Computer und das Smartphone. Warum es wichtig ist, gerade mit dem Smartphone smart, sprich: aktiv umzugehen und mit Verstand zu entscheiden, wo man hinschaut und wo nicht, habe ich bereits erläutert.

Um angstauslösende Ereignisse verarbeiten zu können, sollte man sich seriösen Medien zuwenden, die nicht mit möglichst reißerischen Berichten oder, wie häufig im Internet der Fall, Falschmeldungen und abstrusen Verschwörungstheorien Emotionen befeuern, sondern gesicherte Informationen vermitteln, Hintergründe beleuchten und die Geschehnisse einordnen. Zum Glück haben wir in Deutschland solche Medien. Es klingt sehr old school, aber ich denke, Zeitung zu lesen ist gerade nach einem belastenden Ereignis sinnvoller als sich über Social Media mit oftmals fragwürdigen Informationen zu versorgen. Auch im öffentlich-rechtlichen Hörfunk gibt es viele gute Sendungen, die sich mit solchen Themen intensiv auseinandersetzen.

Nur auf seriöse Informationskanäle zu vertrauen kann sich im Ernstfall als lebensrettend erweisen. In Situationen wie dem Amoklauf in München ist es sinnvoll, die Tweets und Facebook-Posts der Polizei zu verfolgen. Aber man sollte sich eben auf die Mitteilungen der Polizei beschränken und alles andere ignorieren. Das sagt sich natürlich leicht. Die Versuchung, sich auch andere Quellen anzuschauen, ist vor allem für junge, Social-Media-affine Menschen riesig. Aber welche Folgen das haben kann, war in München zu beobachten. Hier brachen die Menschen aufgrund digital verbreiteter Falschmeldungen in Panik aus.

Falschmeldungen werden nicht unbedingt in böser Absicht verbreitet. Das zeigt auch ein interessantes Beispiel aus meiner Studentenzeit. In einer Vorlesung machte ein Professor mit uns ein Experiment. Er schickte zehn Personen aus dem Vorlesungssaal und zeigte dem Rest von uns ein Bild mit einem hoch emotionalen Inhalt. Dieses Bild sollten wir uns sehr genau einprägen. Dann wurde einer der zehn wartenden Studenten wieder hereingerufen, und einer von uns sollte ihm so genau wie möglich erzählen, was auf dem Bild zu sehen gewesen war. Das musste der Student wiederum dem nächsten erzählen und so weiter. Am Ende sollte der Zehnte in dieser »Stille-Post-Kette« berichten, was laut Erzählung auf dem Bild zu sehen gewesen war. Das Bild, das bei ihm angekommen war, hatte mit dem Original nur noch wenig zu tun. Da waren Dinge verschwunden, andere waren hinzugekommen. Es war unglaublich, das Bild war total verändert. Dabei hatte sich jeder von den Studenten sehr bemüht, eine genaue Beschreibung weiterzugeben. So muss man sich das auch bei vielen Facebook-Posts, Tweets und anderen über soziale Medien geteilten Inhalten vorstellen. Vieles, was da geschrieben wird, ist von der Wahrheit weit entfernt. Da entstehen ganz viele Falschmeldungen, nennen wir es einfach Informationsschrott, und die sind oft extrem panikschürend.

Welche Ängste solcher Informationsschrott auslösen kann, ist ein wichtiges Thema bei Schulungen, die ich mit Flughafenpersonal gemacht habe, um die Mitarbeiter auf die Situation vorzubereiten, nach einem eventuellen Flugzeugabsturz die Angehörigen von Opfern zu betreuen. Im Fall eines Unglücks werden die Angehörigen in einen gesonderten Raum gebracht. Wenn noch nicht feststeht, was genau passiert ist und ob jemand überlebt hat, wollen manche von ihnen immer unbedingt Nachrichten, am liebsten Live-Sendungen gucken. Aus Erfahrung raten ich und andere Notfallpsychologen den Helfern, die Angehörigen davon abzubringen. Ich habe selbst erlebt, wie in solch einer Situation Betroffene zu uns gelaufen kamen und sagten: »Ihr erzählt uns nicht die Wahrheit, wir haben es im Fernsehen gesehen, die Maschine ist abgestürzt!« Was war passiert? In einer dieser typischen Sondersendungen war Archivmaterial von einem anderen Flugzeugabsturz gezeigt worden. Die Angehörigen hatten das fehlinterpretiert, und diese Bilder hatten dadurch unglaubliche Panik bei ihnen ausgelöst. Deswegen raten wir den Mitarbeitern von Airlines immer, den Leuten zu sagen: »Bleiben Sie hier, Sie bekommen alle gesicherten Informationen von uns und über unserer Hotline.«

Und so rate ich jedem, in einer Krisensituation nur die Polizeimeldungen zu lesen und der Versuchung zu widerstehen, allen möglichen Sachen auf Twitter und Facebook zu folgen, die übertriebene und vor allem unnötige Ängste schüren. Das erfordert natürlich große Disziplin, und ehrlich gesagt habe ich Zweifel, dass die meisten diese Disziplin aufbringen. Aus psychologischer Sicht sage ich deshalb: Glücklich die, die in einer solchen Krisensituation kein Smartphone zur Hand haben. Ich verdamme Smartphones nicht, aber ich plädiere für einen klugen, sinnvollen Umgang mit ihnen, und da haben wir noch Defizite.

Der Angst die Stirn bieten: Wie wir unsere Freiheit zurückerobern

Um Ängsten die Macht über uns zu nehmen, müssen wir sie uns erst einmal eingestehen, sei es die Angst vor Terror, vor fremden Menschen oder vor dem Verlust des Arbeitsplatzes. Wir können Ängste nicht in den Griff bekommen, indem wir sie ignorieren und nicht über sie sprechen. Im Gegenteil, wenn wir ihnen keine Beachtung schenken, gären sie in uns und wachsen weiter.

Das kann man mit jemandem vergleichen, der Angst vor dem Zahnarzt hat. Er hat einen schmerzenden Zahn. Den ignoriert er einfach, weil er nicht zum Zahnarzt gehen will. Tatsächlich verschwindet der Schmerz wieder. Aber natürlich kehrt das Ziehen und Pochen nach einer Weile zurück und wird immer stärker. Er entscheidet, doch besser einen Termin beim Zahnarzt zu machen, obwohl er da gar nicht gerne hingeht. Auf dem Weg zur Praxis denkt er dann: »So schlimm ist es auch wieder nicht. Tut eigentlich gar nicht mehr weh.« Also dreht er um und geht wieder nach Hause. Zahnschmerzen lassen sich aber nun mal auf Dauer nicht ignorieren. Irgendwann ist der Schmerz so stark, dass man richtig leidet. Und so ist das auch mit der Angst. Deswegen sollten wir Ängste nicht verdrängen. Sie bahnen sich ihren Weg, und am Ende beherrschen sie uns vollkommen.

Es gibt viele Menschen, die zwar Angst empfinden, diese aber überspielen, weil sie zum Beispiel denken, sie dürften aufgrund ihrer Position keine Angst haben. Dieses Problem haben häufig Polizisten, Feuerwehrleute oder Soldaten. Sie tun so, als wären sie vollkommen furchtlos, und überfordern sich damit. Auch Menschen mit bestimmten Wertvorstellungen gestehen sich ihre Ängste manchmal nicht ein, weil diese nicht in ihr Weltbild passen. Aus meiner Therapiearbeit weiß ich, seine Angst dauerhaft zu überspielen gelingt oftmals nur mithilfe sedierender Medikamente oder von Alkohol. Und das hat auf lange Sicht immer negative Folgen. Wichtig ist daher, dass man sich eingesteht, Angst zu haben, und diese unguten Gefühle zulässt.

Es gibt einen wunderbaren Satz von Sokrates: »Alles, was wir in Worte fassen können, können wir hinter uns lassen.« Mit einem vertrauten Menschen über seine Ängste zu sprechen hat eine stark entlastende Wirkung. Dieser befreiende Effekt stellt sich allerdings nur in konstruktiven, tiefer gehenden Gesprächen ein. In der Kaffeeküche oder in einer Werbepause beim Fernsehen mal eben kurz die neuesten beunruhigenden Negativnachrichten auszutauschen oder einfach nur zu klagen und sich gegenseitig zu bestätigen, wie schlimm alles ist, führt nicht wirklich weiter. Ich rate dazu, sich für Gespräche über seine Ängste oder das eigene Unsicherheitsgefühl Zeit zu nehmen.

Sinnvoll ist außerdem, selbst den ersten Schritt zu machen. Das bedeutet, initiativ auf ausgewählte Menschen zuzugehen, die eigenen Gedanken und Gefühle anzusprechen und dann den anderen zu fragen, wie es ihm damit geht. So kommt man in einen tieferen Austausch. In der Regel – das zeigt meine Erfahrung – reduzieren sich die Ängste unmittelbar, wenn man über sie spricht. Wenn man also zum Beispiel sagt: »Ich habe gestern in den Nachrichten die Bilder von dem Anschlag gesehen und konnte erst gar nicht einschlafen. Dann habe ich die ganze Nacht davon geträumt. Das macht mir Angst. Wie geht's dir denn damit?« Ob das Gegenüber dann antwortet: »Mir macht das genauso viel Angst wie dir« oder »Damit habe ich mich noch gar nicht beschäftigt«, spielt keine entscheidende Rolle. Allein das Sprechen darüber ist wie eine Katharsis. Es befreit von dem inneren Druck, und man beruhigt sich. Sprechen wir mit mehreren Menschen, kann außerdem ein unterstützendes Gefühl der Solidarität entstehen: Wir sind viele, wir äußern unsere Angst, aber am Ende sind wir stärker.

Das auf andere Zugehen habe ich zum Beispiel meiner Patientin Carina geraten, von der ich schon berichtet habe. Durch das ständige Jammern und Schimpfen ihrer Kolleginnen am Arbeitsplatz, das sie jeden Tag mitanhören musste, hatte sie immer stärkere Ängste entwickelt. Ich riet ihr, aus der Rolle der passiven Zuhörerin herauszutreten und sich aktiv mit anderen Menschen über die Ängste und Sorgen, die sie belasten, auszutauschen. Das hat ihr tatsächlich geholfen. Sie hat mir später rückgemeldet, dass sie auf diese Weise mit bestimmten Ängsten viel besser klarkommt.

Zu den sichersten Erkenntnissen aus der Traumaforschung zählt, dass Vermeidung immer zu einer Verstärkung der Angstproblematik beiträgt. Wenn wir sie besiegen wollen, müssen wir uns unseren Ängsten deshalb stellen.

Um das Bewältigen von starken Ängsten zu veranschaulichen, benutze ich in der Therapie oft das Bild von einem Wirbelsturm und sage meinen Patienten: »Geh' rein in das Auge des Taifuns.« Man muss sich durch den Sturm kämpfen, dann wird man ruhig und kann klar denken. Während um einen herum die schlimmste Gefahr und verheerendes Chaos toben, herrscht im Auge des Taifuns absolute Stille. Überlassen wir der Terrorangst die Regie und gehen zum Beispiel nicht mehr zum »gefährlichen« Hauptbahnhof, wird der in unserer Phantasie immer gefährlicher. Übernehmen wir hingegen die Regie, wagen uns in den emotionalen Wirbelsturm und gehen trotz des unguten Gefühls zum Bahnhof, stellen wir uns unseren Ängsten und erleben eine Beruhigung, wenn wir das normale Treiben dort beobachten. Sofort fühlt sich dieser Ort deutlich weniger gefährlich an. Indem wir durch unsere Angst hindurchgegangen sind, kommen wir leichter wieder zur Ruhe.

Bei einem Patienten, der einen schlimmen Autounfall hatte, habe ich sehr gut verfolgen können, wie Ängste schwinden, wenn man sich ihnen stellt. Per, mein Patient, hatte frühmorgens eine Joggerin überfahren. Die Frau war unvermittelt auf die Straße gelaufen, direkt in Pers Auto hinein. Sie lag sterbend auf der Windschutzscheibe und schaute meinem Patienten sozusagen direkt in die Augen. Ein schreckliches Bild, unter dem Per in der Zeit nach dem Unfall sehr gelitten hat. Ich habe das Unfallgeschehen genau mit ihm aufgearbeitet und ihn den Ablauf des Unfalls detailliert aufschreiben lassen. Er musste alles im Präsens und in der Ich-Form formulieren, so als würde es in diesem Moment passieren. Das nennt man eine therapeutische Konfrontation. Den meisten Menschen fällt es sehr schwer, so etwas zu schreiben und dann laut vorzulesen, und es löst sehr viel Stress und Anspannung bei ihnen aus.

Ich ließ Per seine Schilderung immer wieder vorlesen, zehnmal, zwanzigmal. Dann las ich sie ihm vor, bis er merkte, er wird ruhiger und ruhiger. Nach vier, fünf Monaten, lange nachdem die Therapie abgeschlossen war, hat Per mir am Telefon erzählt, dass es ihm viel besser geht als vorher. Manchmal habe er noch diesen Alptraum, in dem er das Gesicht der Joggerin auf der Windschutzscheibe sieht. Und das Gesicht sagt dann: »Du bist schuld, du hast mir das Leben genommen.« Was er dann mache, habe ich ihn gefragt. Und er sagte: »Wenn ich nicht schlafen kann, stehe ich auf und gehe an meinen Schrank. Ich schließe ihn auf, hole eine Kiste heraus, und die öffne ich. In der Kiste liegt das, was ich in der Therapie über den Unfall aufschreiben musste. Das lese ich dreimal durch, dann merke ich, ich werde ruhiger. Ich packe das Geschriebene wieder in die Kiste, stelle die Kiste zurück in den Schrank, den Schrank schließe ich ab, und dann kann ich wieder schlafen.«

Mit Per war es wichtig, nicht nur die Gedankenebene zu bearbeiten, sondern auch die Verhaltensebene. Wenn es bei einem Menschen darum geht, Ängste zu überwinden, muss man nach dem Prinzip »Ganz oder gar nicht« sehr konsequent sein. Gibt ein Patient an einem Punkt der Angst nach, greife ich gerne zur Metapher vom Apfelkorb. Wenn man einen großen Korb voller wunderschöner Äpfel hat, unter denen einer faul ist, dann besteht die Gefahr, dass der faule Apfel die gesunden Äpfel ansteckt. Wenn man also einen kleinen Bereich hat, wo man der Angst Raum gibt, dann kann sie sich ganz leicht auf neue Lebensbereiche ausweiten oder auf solche übergreifen, in denen man sich dank der Konfrontation längst wieder entspannt bewegen konnte. Für Per bedeutete das, wieder zum Unfallort zu fahren. Er hatte alles gut bewältigt, aber zur Unfallstelle wollte er nicht mehr gehen oder fahren. Er sah nicht ein, warum er sich dem aussetzen sollte, wo er doch einfach eine andere Straße nehmen könne, damit ginge es ihm einfach besser. Ich erklärte ihm, dass er sich dorthin begeben muss, auch wenn da die Angst am größten ist, um neue Freiheit zu erlangen. Die Freiheit, wieder alles tun zu können.

Für viele Frauen in Deutschland bedeutet Freiheit zurückgewinnen unter anderem, sich wieder unbeschwert in der Öffentlichkeit bewegen zu können. Das fällt ihnen seit der Silvesternacht 2015 in Köln schwer, weil sie Angst vor sexuellen Übergriffen haben. Deswegen nicht mehr zu Partys, Festivals oder zum Karneval gehen zu wollen ist verständlich. Der Verzicht auf diese Vergnügungen kann aber, denke ich, langfristig nicht die Lösung sein.

Bei diesem Thema eindeutige Verhaltenstipps zu geben, ist auch für mich als Psychologen heikel. Aus meiner Sicht gibt es nur eines, wozu ich Frauen raten kann, und das ist, selbstbewusst zu werden beziehungsweise sein Selbstbewusstsein zu stärken. Dafür eignet sich ein Selbstverteidigungstraining besonders gut. Zu wie viel Selbstbewusstsein solch ein Training verhelfen kann, habe ich bei einigen meiner Patientinnen erlebt. Diese Frauen gingen vorher klein und verunsichert durchs Leben, anders kann man es nicht ausdrücken. Nachdem sie ein Selbstverteidigungstraining absolviert hatten, bewegten sie sich ganz anders durch die Welt. Sie gingen aufrechter, schauten anderen ins Gesicht und hatten eine selbstsichere Ausstrahlung.

Wenn wir wissen, dass wir uns in einer Bedrohungssituation zur Not verteidigen können, verleiht uns das eine ungeheure innere Stärke. Gerade Frauen trauen sich dann mehr zu und haben auch eine ganz andere Körpersprache. Ich habe die Erfahrung gemacht, dass viele Frauen eine Art Opferhaltung mit sich herumtragen und dann tatsächlich häufiger zum Opfer werden. Nach einem Selbstverteidigungstraining treten sie nicht mehr wie potenzielle Opfer auf. Bei solch einem Training geht es nicht nur darum, einen Angreifer physisch abzuwehren, sondern vor allem darum, sich eindeutig zu verhalten. Zum Beispiel klare nonverbale Signale zu senden, wie mit einer eindeutigen Handbewegung Abwehr zu signalisieren. Oder klar und deutlich zu rufen: »Hau ab!« Diese Dinge halte ich für ganz wichtig.

Wenn eine Frau Angst vor Männern hat, sollte sie sich auf sich konzentrieren und sich fit machen, damit sie eine starke Ausstrahlung hat. Auf diese Weise gewinnt sie sowohl innere Freiheit als auch ihre Bewegungsfreiheit im Alltag zurück. Eine Kollegin, die selbst Krav Maga, eine Selbstverteidigungs- und Nahkampfmethode aus Israel, macht, seit sie einmal von einem Patienten in der Psychiatrie körperlich attackiert worden ist, hat meine Beobachtung ausdrücklich bestätigt. Durch Krav Maga kann man mit geringem Trainingsaufwand das Selbstbewusstsein enorm stärken und entwickelt damit eine kraftvolle Ausstrahlung. Nach den Erfahrungen meiner Kollegin empfehle ich diese und ähnliche Methoden Frauen ganz gezielt bei Supervisionen oder in der Therapie.

Die Seele stärken:
Wie wir die Hilflosigkeit besiegen und Gelassenheit entwickeln

In Köln sagt man: »So lang de Dom noch steht, is alles joot.« Das klingt vielleicht ein wenig schlicht, aber in diesem Spruch steckt viel Weisheit. In Zeiten der Unsicherheit und des niederdrückenden Gefühls, von Gefahren bedroht zu sein, müssen wir uns auf Dinge und Symbole besinnen, die uns Stärke geben. Für Kölner ist das zum Beispiel der Dom. Uns etwas zuzuwenden, das unsere Seele stärkt, hilft, im Leben eine gelassene Haltung einzunehmen, und wappnet gegen Ängste. Seit 25 Jahren gebe ich meinen Patienten diesen Text mit, in dem das ganz wunderbar formuliert ist:

»Gehe gelassen inmitten von Lärm und Hast und denke daran,
welche Freude in der Stille sein mag.
Soweit wie möglich versuche mit allen Menschen auszukommen,
ohne Dich zu unterwerfen.
Sprich Deine Wahrheit ruhig und klar und höre anderen zu,
auch den Dummen und Unwissenden, auch sie haben ihre Geschichte.
Vermeide laute und aggressive Menschen, sie sind eine Plage für die Seele.
Wenn Du Dich mit anderen Menschen vergleichst,
dann magst Du eitel oder bitter werden,
denn es gibt immer größere oder geringere Menschen als Dich.
Freue Dich über Deine Erfolge und Pläne.
Nimm Deine Arbeit ernst, aber bleibe bescheiden,
es ist ein wirklicher Schatz in den wechselnden Geschicken des Lebens.

Sei vorsichtig mit geschäftlichen Dingen, denn die Welt ist
voller Listen.
Aber sei Du selbst. Besonders heuchle keine Zärtlichkeit.

Sei aber auch nicht zynisch in Bezug auf Liebe, denn angesichts
aller Trockenheit und Entzauberung ist sie wiederkehrend wie das Gras.
Nimm gütig den Rat der Jahre an und lass mit Anmut
die Dinge der Jugend hinter Dir.
Nähre die Stärke Deiner Seele,
um in plötzlichem Unglück nicht schutzlos zu sein.
Aber beunruhige Dich nicht mit Grübeleien,
abgesehen von einer gesunden Disziplin sei milde mit Dir selbst.
Du bist ein Kind des Universums, nicht weniger als die Bäume und die Sterne.
Deshalb sei in Frieden mit Gott, wie immer Du ihn Dir vorstellst
und was immer Deine Mühen und Ziele sein mögen
in der lärmenden Verwirrtheit des Lebens.
Halte Frieden mit Deiner Seele.
Mit all ihrem Schein, der Plackerei und den zerbrochenen Träumen
Ist es doch eine schöne Welt.
Sei achtsam und versuche glücklich zu werden.«

Dieser weise und schöne Text wurde 1927 von Max Ehrmann, einem deutschstämmigen Rechtsanwalt aus Indiana, verfasst und ist als »Desiderata«, oder »Lebensregel von Baltimore« bekannt. Eine meiner Patientinnen, die eine schwere familiäre Belastung wegen eines Unfalls ihres Mannes zu bewältigen hatte, fühlte sich besonders angesprochen von dem Satz:

»Nähre die Stärke deiner Seele, um im plötzlichen Unglück nicht schutzlos zu sein.« Sie habe sich überlegt, was das für sie bedeuten könne, und da sei ihr ihr verstorbener Opa eingefallen. Als sie noch ein Kind war, habe er oft mir ihr auf der Bank im Garten gesessen und ihr Geschichten erzählt oder vorgelesen. Jetzt setze sie sich beinahe täglich für zehn Minuten auf diese Bank und denke dankbar an ihren Opa. Daraus ziehe sie Kraft für die Betreuung ihres Mannes und fühle sich gewappnet für die Zukunft.

In diesen Zeiten gibt es viele Gründe, sich zu fürchten oder mit Sorge in die Zukunft zu blicken. Man hat das Gefühl, die Welt sei ein einziges Krisenszenario. Aber ist das wirklich so? Vielleicht entsteht dieser Eindruck auch dadurch, dass wir nur das Negative wahrnehmen. Doch es gibt nicht nur das Dunkle, Schwere, Bedrohliche. Es gibt auch sehr viel Positives und Beglückendes in unserem Leben und auf der Welt. Wir müssen uns klarmachen: Jeder kann selbst entscheiden, wohin er schauen und was er denken will. Meinen Patienten sage ich in der Therapie oft, sie sollen sich vorstellen, auf der linken Seite des Zimmers ist alles versammelt, was an Schlechtem in ihrem Leben passiert ist und gerade passiert, und auf der rechten Seite ist alles Schöne. Es sei ihre Entscheidung, ob sie die ganze Zeit nach links gucken, auf das Schlechte, Schlimme und Schwere, oder nach rechts auf die positiven Dinge.

Natürlich wäre es naiv, das Schlechte einfach auszublenden. Es existiert nun einmal. Aber man sollte sich nicht einzig darauf fokussieren. Wenn wir uns von den negativen Dingen, die um uns herum passieren, einfangen lassen, beherrscht uns ein lähmendes Gefühl von Angst. Diese Lebenshaltung birgt die Gefahr, dass wir in einen emotionalen Abwärtsstrudel geraten und in der Verzweiflung enden. Wir sollten uns deshalb immer wieder von den Sorgen, Gefahren, Katastrophen und dunklen Seiten der Welt ab- und den hellen Aspekten des Lebens zuwenden.

Ich persönlich lebe in dem festen Vertrauen, dass das Gute am Ende immer gewinnen wird. Diese Grundüberzeugung ist leider nicht jedem gegeben, vor allem, wenn man als Kind nicht den notwendigen Schutz und die Fürsorge erhalten hat, um ein Urvertrauen in die Welt und die Menschen zu entwickeln. Aber ich weiß aus Erfahrung, man kann diese Haltung bis zu einem gewissen Grad trainieren, indem man sich bewusst sagt: »Ich wende mich den schönen, hoffnungsvollen Dingen zu.« Gerade wenn um uns herum viel Negatives geschieht, sollten wir uns auf Erlebnisse konzentrieren, die uns guttun und uns erfreuen. Damit stärken wir unsere Seele und bauen sozusagen ein inneres Bollwerk gegen Ängste und Unsicherheit auf.

Es gibt einen Spruch von Oscar Wilde: »Am Ende wird alles gut. Wenn es nicht gut wird, ist es noch nicht das Ende.« Mein persönlicher Glaube daran, dass sich die guten Kräfte im Leben durchsetzen werden, hilft mir auch, mit den vielen sehr schweren Schicksalen umzugehen, die mir bei meiner therapeutischen Arbeit begegnen. Nicht alle haben wie gesagt solch eine positive, optimistische Art. Manche Menschen empfinden sie geradezu als Affront, sie fühlen sich unverstanden oder nicht ernst genommen. Oder sie werfen mir sogar vor, dieses Denken sei oberflächlich. Wenn ich zum Beispiel auf das »Kölsche Grundgesetz« verweise. Das sind elf ganz einfache Lebensregeln, wie zum Beispiel »Et es wie et es« (Es ist, wie es ist), was so viel bedeutet, wie »Sieh den Tatsachen ins Auge«. Oder »Et kütt, wie et kütt« (Es kommt, wie es kommt), was ausdrückt, »Bestimmte Dinge kannst du nicht beeinflussen«. Da kommt von anderen dann gerne mal, das sei doch oberflächlicher Unsinn. Als Psychologe bin ich aber der festen Überzeugung, dass man sich mit einem solchen Denken stabilisieren und auch stabil halten kann. Ich bin dankbar, dass mir diese Lebenseinstellung gegeben ist. Und wenn man sie nicht hat, sollte man sich darum bemühen, einen Zugang zu diesem Denken zu finden. Weil das Leben so leichter zu bewältigen ist, und man darauf vertraut, dass sich alles zum Guten wendet.

Dazu möchte ich noch ein weiteres Zitat anführen. Es gibt ein Gedicht des evangelischen Theologen und NS-Widerstandskämpfers Dietrich Bonhoeffer, das er 1944 in der Gestapo-Haft, vier Monate vor seiner Hinrichtung geschrieben hat. Darin heißt es:

»Von guten Mächten wunderbar geborgen,
erwarten wir getrost, was kommen mag.
Gott ist bei uns am Abend und am Morgen
und gewiss an jedem neuen Tag.«

Solch einen Text zu lesen oder, noch besser, das zu diesem Text komponierte Lied zu singen, gibt einem Kraft, ob man an Gott glaubt oder nicht. Ein Pessimist wird sich dadurch natürlich nicht in einen Optimisten verwandeln, und Ängste lassen sich dadurch nicht vollkommen aus der Welt schaffen, aber es kann ein Ausgleich sein.

Als Therapeut weiß ich aus meiner persönlichen Erfahrung: Wer sich nicht ab und zu um sich selbst kümmert, sich etwas Gutes tut und an etwas Schönem erfreut, der hat bald keine innere Kraft mehr und kann niemandem mehr helfen. Meinen Patienten, die unter Stress leiden und sich kraftlos fühlen, gebe ich oft folgende Aufgabe: Sie sollen bis zur nächsten Sitzung jeden Tag mindestens fünf schöne Dinge aufschreiben, die sie erlebt haben. Mir geht es dabei nicht um das Außergewöhnliche, sondern darum, all die kleinen schönen Dinge im Leben bewusst wahrzunehmen, die einem jeden Tag begegnen: das nette Lächeln der Bäckereiverkäuferin, der Duft des Kaffees, den der Partner gekocht hat, die gute Luft beim Spaziergang, das weiche Fell der Katze, den herrlichen Sonnenuntergang, die liebevolle Umarmung der Tochter. Diese positiven Dinge zu sehen und sich an ihnen zu erfreuen macht uns stark und zufrieden. Und als zufriedene Menschen können wir mit Belastungen viel gelassener umgehen und kommen gut durch diese schwierigen Zeiten.

Es gibt Menschen, die zum Beispiel nach einem schweren Schicksalsschlag behaupten, es gäbe nichts Gutes und Positives mehr in ihrem Leben. Aber das stimmt meistens nicht. In der Regel haben sie viel mehr davon, als sie glauben. Wichtig ist, nicht nur zu beklagen, was man nicht oder nicht mehr hat, sondern sich ganz bewusst die Frage zu stellen: Was ist gut in meinem Leben, was gibt mir Kraft? Ich selbst stehe manchmal, wenn ich mit besonders belastenden Fällen arbeite, in meinem Garten und denke: »Dieser Baum ist so schön. Und da steht mein Haus. Und ich habe meine Familie.« Ich spüre dann ganz bewusst dem Guten in meinem Leben nach.

Wenn man genau hinschaut, sieht man das Gute nicht nur in schönen Momenten. Man kann es auch in Momenten des Entsetzens, der Trauer, des Schmerzes entdecken wie zum Beispiel nach einem Anschlag. Da sind so viel mehr Helfer als Attentäter, so viele Menschen, die sich solidarisch zeigen und das Leid mit den Betroffenen teilen wollen. Auf die müssen wir uns konzentrieren, und auf das Gute, für das sie stehen, nicht auf die Terroristen.

Ich werde oft gefragt, wie es mir gelingt, angesichts der vielen schrecklichen Dinge, mit denen ich als Traumatherapeut konfrontiert bin, nicht von Ängsten und Verzweiflung übermannt zu werden. Das gelingt mir, indem ich mich auf schwere Einsätze mental vorbereite. Ich mache mir bewusst klar, dass ich jetzt etwas Schweres erleben werde. Wichtig ist, dass ich mir als Psychotherapeut eingestehe, ich bin in einem helfenden Beruf, aber ich kann nicht als Mensch alleine mit meiner Kraft das ganze Elend dieser Welt lösen. Das ist nicht meine Aufgabe. Wenn ich mir die positiven Entwicklungen klarmache, die ich in der Begleitung von schwerst misshandelten, missbrauchten oder verunglückten Menschen im Laufe der Zeit wahrnehme, dann weiß ich, das sind nicht alles meine Heilungskräfte.

Bei dieser Arbeit werden auch Kräfte von außen wirksam. Wenn ich bei der Therapiearbeit allein auf meine persönlichen fachlichen und menschlichen Kräfte angewiesen wäre, wäre ich längst ausgebrannt und nicht mehr in der Lage, anderen Menschen zu helfen. Ich beziehe Kraft von außen durch die Vorstellung, dass ich bei meiner Arbeit von einer »höheren Macht« gestützt werde, durch die Gutes und Heilsames durch mich hindurch wirken. Das kann man Gott nennen, man kann es auch Lebenskräfte nennen, die Natur oder heilende Kräfte. Ich versuche mich darauf zu konzentrieren und mir klarzumachen, dass ich im Sinne dieser guten Kräfte meine Arbeit durchführe.

Diese höheren Mächte rufe ich vor jeder therapeutischen Sitzung in einem Ritual an und vertraue darauf, dass sie mich bei meiner oft schweren Arbeit unterstützen. Ich mache das sehr bewusst. Vor jeder schwierigen Behandlung setze ich mich hin und konzentriere mich auf meinen Atem und bitte darum, dass die guten Kräfte zu mir kommen mögen, dass ich sie spüren möge. Ich benenne sie auch: Weisheit, Geduld, Liebe, Ruhe, Kraft und Stärke. Ich bitte, dass sie durch mich wirken. Ich stelle mir dann ganz konkret vor, wie diese guten

Kräfte mich durchdringen und bei meiner Arbeit mit meiner eigenen Persönlichkeit zusammenkommen und Gutes in Gang setzen. Das ist meine Kraftquelle, die ich nutze.

Viele meiner Kollegen haben mir berichtet, dass auch sie das Vertrauen auf eine Kraft brauchen, um in ihrer Arbeit bestehen zu können, selbst wenn sie Atheisten sind. Ich bin im Laufe der Jahre bei meiner Arbeit immer spiritueller geworden. Diese Haltung lebe ich, aber ich möchte niemanden dazu überreden. Jeder muss selbst entscheiden, ob ihm das weiterhilft. Ich bin jedoch davon überzeugt, dass der Glaube an solche höheren Mächte uns auch dabei helfen kann, uns vor negativen Dingen zu schützen, die unser Unsicherheitsgefühl verstärken und Ängste auslösen.

Ich bin immer wieder beeindruckt, wie sehr der Glaube Menschen bei der Bewältigung von Krisen helfen kann. Ich habe es bei meiner Arbeit oft genug erlebt, dass sich Menschen, die an Gott glauben, in Belastungs- und Angstsituationen geschützter fühlen als jene, die nicht glauben. Sie haben ein gewisses Grundvertrauen und können Unsicherheit besser aushalten, weil sie daran glauben, dass sie getragen werden. Wenn man sein Leben in die Hände eines Gottes gibt, hat man es viel einfacher, das ist auch meine Erfahrung.

Eine junge Kollegin schilderte mir beispielsweise, dass ihr Kind von einem Baugerüst gestürzt ist und sich dabei schwer verletzte. Während der ersten zwei Wochen auf der Intensivstation war ungewiss, ob das Kind überleben würde, und wenn ja, welche Folgeschäden aufträten. Würde es gelähmt sein? Würde es andere Schäden davontragen?

Die Kollegin sagte, diese Tage seien eine immense Anspannung gewesen, die sie allein nicht aushalten konnte. In der Therapieausbildung hatte sie gelernt, was einem persönlich in schwersten Situationen hilft. Dazu hatte sie verschiedenste

Dinge ausprobiert: Entspannungsübungen, Atemübungen, Meditation und unter anderem auch das Jesusgebet. Das Jesusgebet, oft auch Herzensgebet genannt, ist eines der ältesten christlichen meditativen Gebete und stammt aus der orthodoxen Kirche. Dieses Gebet hat keinen einheitlichen Text, man kann es aus ganz verschiedenen Anlässen beten. Zum Beispiel kann man die Bitte um Hilfe formulieren. Die Worte meiner Kollegin in der für sie kaum auszuhaltenden Situation des Bangens und Hoffens um ihr Kind waren: »Jesus, erfülle mich mit Deiner Liebe, Deiner Kraft. Alles was mich bedrückt, meine Ängste und Sorgen und auch meine Hoffnungen und Wünsche gebe ich an Dich ab.« Diese Worte betete sie in der tagelangen quälenden Zeit der Ungewissheit immer wieder, mal leise, mal laut. Besonders wichtig sei gewesen, sagt sie, dass sie nicht nur ihre Ängste und Sorgen abgegeben habe, sondern auch ihre Hoffnungen und Wünsche. »Das Jesusgebet hat mich getragen, ohne das hätte ich es nicht geschafft«, so ihre Aussage heute. Das Gebet hätte sie in dieser furchtbaren Situation gerettet, sie wäre sonst wahnsinnig geworden.

Es hat sich als sehr hilfreich erwiesen, dass meine Kollegin in der Ausbildung zur Psychotherapeutin im Rahmen der Selbsterfahrung die Aufgabe bekommen hatte, verschiedene Techniken auszuprobieren, die in belastenden Situationen heilen können. Im normalen Alltag habe sie keinen Zugang zum Jesusgebet gefunden, sagt sie. Erst in der Grenzsituation mit ihrem Kind habe sie dessen starkes Beruhigungs- und Heilungspotenzial gespürt. Am Ende hat das Kind glücklicherweise alles relativ unbeschadet überstanden und konnte das Krankenhaus gesund verlassen. Natürlich nicht nur, weil die Mutter an Gott glaubt, aber das Gebet hat ihr geholfen, diese schwere Krise durchzustehen.

Wirksam ist hier nach meiner Einschätzung das Abgeben

von etwas, was wir mit unseren eigenen Kräften nicht tragen können beziehungsweise bei dem unsere Kräfte sehr schnell aufgebraucht wären. Theologisch ist der feste Glaube an die guten heilsamen Kräfte, an Gott, charakterisiert durch ein sich Verankern in einer großen Hoffnung, einer Verheißung, die noch nicht in Erfüllung gegangen ist. Psychologisch besteht eine enge Verbindung zum Konzept der »radikalen Akzeptanz«. Das ist die Fähigkeit zu erkennen, dass wir mit unserem Wollen allein viele schlimme Dinge, die passieren, nicht beeinflussen oder verhindern können. Sondern dass wir von dem Wunsch lassen müssen, Dinge ändern zu können, auf die wir keinen Einfluss haben. Zu innerem Frieden können wir nur kommen, wenn wir sie voll und ganz akzeptieren, einschließlich des Schmerzes, den sie uns bereiten.

Menschen, die in Situationen, die wir mit unseren eigenen Kräften allein nicht aushalten können, die Verantwortung an einen Gott oder eine höhere Macht abgeben können, sind zu bewundern, vielleicht sogar zu beneiden. Die einfach sagen: »Ich glaube ganz fest daran« und gar keine Zweifel haben. Ein Beispiel dafür sind die 33 chilenischen Bergleute, die 2010 infolge eines Bergschlags in einer Grube 700 Meter unter der Erde eingeschlossen waren. Sie waren 14 Tage vollkommen von der Außenwelt isoliert, bevor eine Bohrung sie erreichte und sie mit Lebensmitteln versorgt werden konnten. Als sie nach 69 Tagen gerettet wurden, sagten mehrere von ihnen, sie hätten jeden Tag gemeinsam gebetet und nie daran gezweifelt, dass Gott sie retten würde. Viele Kumpel dankten Gott für ihre Rettung und trugen T-Shirts mit den Worten »Gracias Señor, thank you Lord«.

Dieser eher naive Glaube, dass mir nichts passiert, wenn ich nur fest an Gott glaube, ist nach meiner Erfahrung allerdings nicht immer hilfreich. Menschen, die darauf setzen, dass ihnen aufgrund ihres Glaubens nichts Schlimmes passieren kann, kommen oft in schwere Krisen, wenn ihnen dann doch ein Unglück geschieht. Sie hadern anschließend mit Gott und können ihr Schicksal nicht akzeptieren, da sie der Meinung sind, es als gläubige Menschen nicht verdient zu haben, traumatisiert zu sein. Bei meiner Arbeit habe ich viele Menschen kennengelernt, die nach Krisensituationen ihren Glauben an Gott verloren hatten, weil er zugelassen habe, was ihnen passiert war.

Es gibt eine wichtige Erklärung, um einen naiven Glauben, der zusammenbrechen kann, von einem reiferen Glauben, der gerade im Unglück trägt, zu unterscheiden: *Ich glaube, dass*, also dass das und das passiert. Oder *ich glaube an*, an die guten Kräfte, an Gott. Diese Unterscheidung ist von zentraler Bedeutung. Der unerschütterliche Glaube an etwas, so wie Hiob an Gott glaubte, lässt uns vieles ertragen, das stützt uns. Das hat auch meine Kollegin mit dem Kind erlebt. Sie hat gemerkt, ich kann das nicht tragen, ich halte das nicht aus, ich breche zusammen. Und das Gebet hat sie stabilisiert. Rein psychologisch argumentiert, ist das Gebet an eine höhere Macht, die guten Kräfte oder an Gott, ein Appell an das eigene Unterbewusstsein, Ressourcen zu aktivieren und alles dafür zu tun, dass es zu einem guten Ausgang kommt. Es ist das Gegenteil einer negativen Selbstprognose, der sogenannten Selffulfilling Prophecy, bei der sich zum Beispiel jemand sagt: »Mir wird bei der Prüfung vor Aufregung und Angst bestimmt wieder nichts einfallen …«, und der dann unbewusst alles dafür tut, dass es genauso kommt.

An dieser Stelle möchte ich noch einmal die Geschichte meines Patienten Hans aufgreifen, des pensionierten Lehrers, der davon sprach, er sei von Angst regelrecht besessen gewesen. Hans sagte mir, er habe in der Bibel gelesen, dass Jesus einen Besessenen geheilt, ihn wieder kommunikationsfähig gemacht und in die Gemeinschaft integriert habe. Da sei ihm klar geworden, dass er in der Therapie bei mir ja das Gleiche erlebe wie der Besessene. Die menschliche Beziehung zwischen Therapeut und Patient habe ihm deutlich gemacht, dass er mit seinen Ängsten nicht allein bleiben muss, sondern dass er auch zu anderen Menschen in Beziehung treten, über seine Ängste sprechen und sich so von ihnen befreien kann. Spürt er heute Ängste aufkommen, stabilisiert er sich mithilfe dieser stützenden Gedanken. Dann fühle er eine heilende Kraft, die ihn aufrichtet und dazu führt, intakt zu sein.

Tatsächlich geht es meinem Patienten mit seinen Ängsten inzwischen viel besser. Er igelt sich nicht mehr zu Hause ein und fühlt sich nicht mehr wie ein von Ängsten Besessener. Die Auseinandersetzung mit seinen angstvollen Gedanken führt er nicht mehr nur mit sich selbst. Er verfällt nicht mehr in einsames Grübeln über die vielen schweren Dinge, die er erlebt hat. Stattdessen sucht er so oft wie möglich die Gelegenheit zum Austausch mit anderen Menschen. Ich sehe ihn immer wieder in unserer kleinen Stadt, wie er beim Buchhändler sitzt und mit ihm diskutiert, wie er im Café mit älteren Gästen redet oder auch auf dem Marktplatz an der Ecke, an der sich die »nicht Gesellschaftsfähigen« mit einer Büchse Bier in der Hand treffen, und dort das Gespräch mit ihnen über deren Ängste und Sorgen sucht.

Auch Silke, die den Amoklauf in München miterlebt hat, nennt bei der Frage, was ihr in der Zeit nach diesem traumatischen Erlebnis geholfen hat, eine Bibelstelle. Als Wut, Angst, Hilflosigkeit in ihr tobten, erinnerte sie sich an einen Ausspruch des Apostels Paulus, den sie vor langer Zeit in der Bibel gelesen hatte: »Lass dich nicht vom Bösen überwinden, sondern überwinde das Böse mit Gutem« (Römer 12, 21). Das habe sie aufgerichtet und gestärkt. Daran würde sie sich jetzt orientieren, obwohl die Welt für sie ein Stück zerbrochen sei.

Der französische Journalist Antoine Leiris hat bei dem Terroranschlag auf den Pariser Club Bataclan im November 2015 seine Frau Hélène verloren. Auf Facebook postete er einen bewegenden offenen Brief an die Attentäter: »Freitagabend habt ihr das Leben eines außerordentlichen Wesens geraubt, das der Liebe meines Lebens, der Mutter meines Sohnes, aber meinen Hass bekommt ihr nicht … Nein, ich werde euch nicht das Geschenk machen, euch zu hassen. Auch wenn ihr euch sehr darum bemüht habt, auf den Hass mit Wut zu antworten würde bedeuten, sich derselben Ignoranz zu ergeben, die euch zu denen gemacht hat, die ihr seid. Ihr wollt, dass ich Angst habe, dass ich meine Mitbürger mit misstrauischem Blick betrachte, dass ich meine Freiheit der Sicherheit opfere. Ihr habt verloren.«

Aus dem Posting wurde später ein Buch, in dem Leiris von den Tagen zwischen dem Mord an seiner Frau und ihrer Beerdigung erzählt, von seinen Gefühlen und verstörenden Erlebnissen (»Meinen Hass bekommt ihr nicht«, 2016). Antoine Leiris hat erkannt, dass Hass ein freies Leben ohne Angst für ihn und seinen kleinen Sohn Melvil unmöglich machen würde. Dass der Hass ihn und seinen Sohn schwächen würde und dass die Attentäter Macht über seine Gedanken und sein Leben bekämen, wenn er dieses destruktive Gefühl zuließe.

So nachvollziehbar Hass als Reaktion auf ein Verbrechen ist, er hält uns in einem negativen Zustand gefangen und schwächt unsere Seele. Ich habe ein Ehepaar therapiert, dessen Sohn erschossen wurde. Die Eltern reagierten sehr unterschiedlich auf diesen Verlust. Die Frau zeigte in der Therapie zwar ihre Wut, ihre Trauer und Verzweiflung, aber nach einer relativ kurzen Zeit – das fand ich sehr bewundernswert – begann sie, sich wieder auf ihren Beruf als Physiotherapeutin und auf ihre Freunde zu konzentrieren. Heute engagiert sie sich außerdem in einem Verein verwaister Eltern. Dort spricht sie mit anderen Betroffenen über ihre Probleme und hilft ihnen auch. Ihr Mann dagegen ist erfüllt von Hass. Er ist depressiv, schimpft dauernd über den Täter, den er »Hurensohn« nennt. Dieser Begriff drückt schon aus, wie groß die Wut ist, die er in sich trägt. Diese Wut ist natürlich verständlich, aber es tut ihm nicht gut, allein darauf fokussiert zu sein. Das Ehepaar hat zudem eine pubertierende Tochter, die Schwierigkeiten macht. Der Mann liegt ständig im Streit mit ihr. Er sieht keine konstruktiven Lösungen, sondern meint: »Mit der werden wir es nicht mehr lange aushalten.« Während seine Frau immer wieder darauf hinweist: »Wir haben doch nur noch das eine Kind.« Dieses Kind sei immerhin noch da. Aber der Mann ist gefangen in seinem Hass und sieht nur das, was sie verloren haben.

Hass führt zu Anspannung und einer eingeengten Sichtweise. Für uns alle bedeutet das: Wir dürfen uns vom Hass der anderen nicht anstecken lassen. Weder vom Hass der Islamisten noch vom Hass der Rechtspopulisten oder der Rechtsextremisten. Er macht diese Menschen nach meiner Ansicht außerdem viel wichtiger, als sie eigentlich sind. Und wenn wir uns dem Hass gegen sie hingeben, begeben wir uns auf die gleiche Stufe mit Leuten, die wir wegen ihrer Gewalttaten und ihrer Aggression gegen andere Menschen ablehnen und fürchten. Dadurch verlieren wir den Kontakt zu unseren eigenen Stärken und schaden uns selbst.

Anstatt zu hassen sollte man Mitgefühl mit den Opfern haben, Solidarität zeigen und herausfinden, wie man sie unterstützen und positive Zeichen setzen kann. Denn das sind die wichtigeren Menschen, sie sollten im Zentrum unserer

Aufmerksamkeit stehen, nicht die Täter. Wo können wir uns engagieren? Wo können wir etwas für das Miteinander, für demokratische Werte, für Integration, für Freiheit bewegen? Statt unsere Kraft mit Hass zu vergeuden, sollten wir sie positiv einsetzen, für uns selbst, für andere, für die Gesellschaft. Sich positive Gedanken zu machen bewirkt nicht nur Gutes, es ist auch ein höchst wirksames Mittel gegen Angst und unser generelles Unsicherheitsgefühl.

Aktiv werden in der Angst: Wie wir aus der Opferrolle herauskommen

Wenn wir über das Bewältigen belastender Ereignisse sprechen, fällt zwangsläufig irgendwann der Begriff »Resilienz«. Resilienz heißt, dass sich das System Mensch, das sich in einem arg gebeutelten Zustand befindet, wieder aufrichten kann. Vergleichen lässt sich das mit einem Baum, der vom Wind kräftig durchgeschüttelt wird. Ist der Sturm vorbei, kommt der Baum langsam wieder in seine ursprüngliche Form zurück. Fast jeder von uns verfügt über resiliente Kräfte. Sie helfen uns, Krisen und schwere Erlebnisse zu überstehen. Den Zugang zu diesen Kräften findet man, wie zuvor bereits geschildert, indem man sich Situationen ins Gedächtnis ruft, in denen man sie bewusst oder unbewusst schon einmal eingesetzt hat.

Aus der Resilienzforschung wissen wir, resiliente Kräfte entstehen immer in der Aktivität. Wenn ich auf meinem Bett liege und warte, dass resiliente Kräfte entstehen, dann wird nichts passieren. In Situationen, in denen wir uns hilflos und ohnmächtig fühlen, müssen wir aus der Lähmung und der Passivität herauskommen. Eine meiner Patientinnen befand sich nach dem Unfalltod ihres Kindes bei dem ICE-Unglück von Eschede in einer vollkommen verzweifelten Lage und war wie gelähmt. Nach Monaten der Handlungsunfähigkeit schloss sie sich einer Gruppe von Betroffenen an, die ebenfalls einen Angehörigen bei diesem Unglück verloren hatten. Als sie dort die Erfahrung machte, nicht nur als Opfer wahrgenommen zu werden, sondern dem ein oder anderen aus der Gruppe in seinem Leid eine gute Stütze sein konnte, begann sich ihr Zustand deutlich zu bessern. Mit der Zeit gelang es ihr, aus der Rolle des passiven Opfers herauszufinden und in die einer aktiven Überlebenden zu kommen.

Ich sage meinen Patienten oft diesen bekannten Spruch: »Es gibt nichts Gutes, außer man tut es.« Auf Resilienz übertragen bedeutet das, aktiv zu werden. Im Tun merken wir, dass wir selbstwirksam und stark sind, dass wir über Fähigkeiten verfügen. Dazu gehört auch, nach draußen zu gehen und sich zu bewegen. In der Natur spazieren gehen, joggen, schwimmen, Rad fahren, mit dem Boxsack kämpfen, das entlastet. Ich persönlich treibe regelmäßig Sport, um einen seelischen Ausgleich zu meiner therapeutischen Arbeit zu haben. Man kann aber auch Kuchen backen, Marmelade kochen, Gitarre spielen, an seinem Auto schrauben oder ein Schiffsmodell bauen. Hauptsache, man hat Freude an dem, was man tut.

Bei meiner Arbeit als Psychotherapeut erlebe ich so manches, das Ängste auslösen kann. Wenn man sich ausgiebig mit belastenden Dingen beschäftigt hat, muss man sich auch wieder distanzieren, um nicht vollkommen vom Negativen gefangen zu werden. Eine gute Psychohygiene zu betreiben ist besonders bei der traumatherapeutischen Arbeit wichtig, um die eigene psychische Belastung nicht zu groß werden zu lassen. Ich habe einen Weg gefunden, mich davor zu schützen, den jeder im Umgang mit seinen Ängsten einsetzen kann. Nach einem schwierigen Einsatz oder Gespräch distanziere ich mich bewusst von den belastenden Dingen, indem ich mir sage: »Jetzt ist Schluss, darüber denke ich morgen weiter nach.« Ich mache sozusagen die Tür zu. Manchmal unterstütze ich diesen inneren Vorgang auch dadurch, dass ich die Tür zu meinem Therapiezimmer ganz langsam und bewusst schließe. Genauso sollte man zum Beispiel auch mit Nachrichten über Terroranschläge, Katastrophen, Krisen und andere negative Ereignisse verfahren. Also sich in einer bestimmten Zeit intensiv mit ihnen beschäftigen, dann bewusst damit abschließen und sich danach wieder anderen, positiven Dingen zuwenden, die einem gut tun und die resilienten Kräfte stärken.

Ich erhole mich seelisch zum Beispiel beim Walken, wenn ich in meinem Chor singe, und wenn ich samstags Fußball gucke. Das ist etwas Positives für mich. Das genehmige ich mir, auch wenn ich viel zu tun habe. Ich versuche mich von den extrem grauenvollen Geschichten, die ich manchmal zu hören bekomme, nicht einfangen und lähmen zu lassen, sondern ich setze dem bewusst und aktiv etwas Positives entgegen und genieße die schönen Dinge, die ich erlebe und tue. Auch gutes Essen zum Beispiel aktiviert resiliente Kräfte. Bei den Mahlzeiten denke ich nicht an das schreckliche Gespräch, das ich gerade geführt habe, oder an das Leid meiner Patienten. Ich esse achtsam mein schön aussehendes, leckeres Gericht. Alles andere halte ich in dem Moment ganz bewusst von mir fern.

Das habe ich übrigens von Traumatisierten gelernt. Traumatisierte, die zum Beispiel schlimme Unfälle überlebt haben, sagen mir häufig: »Ich sehe das Leben jetzt mit anderen Augen. Ich finde viele kleine, alltägliche Dinge jetzt unheimlich wertvoll.« Sich von schweren Themen immer wieder bewusst zu trennen und sich den schönen Dingen des Lebens zu widmen halte ich persönlich für sehr wichtig. Manche mögen das für oberflächlich halten, das ändert meine Einstellung dazu nicht. Denn es ist ein wirksamer Schutz vor all dem Belastenden, mit dem wir zu tun haben.

Wer sich weniger hilflos fühlen will, hilft sich selbst, indem er anderen hilft. Das Bewusstsein, ich bin solidarisch, ich setze mich dafür ein, dass wir diese Situation gemeinsam meistern, lässt die eigene Angst und das eigene Ohnmachtsgefühl in den Hintergrund treten. Wer anderen hilft und sie unterstützt, stabilisiert damit seine Psyche. Besonders beeindruckend finde ich in diesem Zusammenhang die Geschichte des berühmten österreichischen Neurologen und Psychiaters Viktor Frankl. Frankl wurde 1942 von den Nationalsozialisten deportiert und war Gefangener in mehreren Konzentrationslagern. In seinem Buch über diese furchtbare Zeit erzählt er immer wieder von seinem starken inneren Bedürfnis, Mitgefangene zu unterstützen und sich um die zu kümmern, denen es noch schlechter ging als ihm selbst. Seine Fähigkeit, anderen Menschen zu helfen, ihnen Mut zuzusprechen und selbst fest an eine gute Zukunft für sich zu glauben, war entscheidend dafür, dass er das Konzentrationslager überlebte. Frankl ist sicher ein extremes Beispiel, aber es zeigt, dass es uns Stabilität und Stärke verleiht, wenn wir für andere aktiv werden.

Wie man dadurch, dass man anderen hilft, eigene Ängste überwindet, zeigt auch der sehenswerte Film »Das Leben ist schön« von und mit Roberto Benigni. Es geht um einen Vater, der mit seinem kleinen Sohn in einem KZ gefangen gehalten wird. Sein Ziel ist es, das Kind vor der grauenvollen Realität des KZ-Alltags zu bewahren, indem er vorgibt, alle an diesem schrecklichen Ort würden ein Spiel spielen, das er mit seinem Sohn gewinnen will.

Indem wir für andere da sind, halten wir eigene Ängste in Schach. Vielleicht war das auch ein Mechanismus in Paris und München, wo die Anwohner nach den grausamen Taten wildfremden Menschen, die panisch durch die Straßen liefen, die Tür öffneten und sie bei sich aufnahmen. Das war ein guter Weg, die eigene Angst zu dämpfen. So konnten die Menschen sich stark fühlen und weniger hilflos. Und diesen Effekt hat alles, was wir unternehmen, um für andere etwas zu tun, sei es, dass wir in der Flüchtlingshilfe arbeiten, uns für sozial benachteiligte Menschen engagieren, bei der freiwilligen Feuerwehr mitmachen oder anderweitig ehrenamtlich tätig sind. Wobei wir bei dem Wunsch zu helfen immer auch die eigenen Grenzen beachten und akzeptieren müssen.

Ein ebenfalls wirksames Mittel, um in schweren Zeiten seine resilienten Kräfte zu stärken und aus einem Gefühl der Hilflosigkeit herauszufinden, sind Rituale. Gemeinsame Rituale können die Bindung an die Gemeinschaft festigen und geben besonders nach Ereignissen wie Terroranschlägen oder einem Amoklauf emotionalen Rückhalt. Ich glaube sehr an die Wirksamkeit von Ritualen wie Schweigeminuten, das Ablegen von Blumen, singen, beten, das Anzünden von Kerzen. All das ist ein guter Gegenpol zum lähmenden Gefühl des Ausgeliefertseins.

In Borken beispielsweise haben wir am Jahrestag der Explosionskatastrophe für jeden der 59 Verunglückten in einem christlich-muslimischen Gottesdienst eine Kerze angezündet und seinen Namen vorgelesen. Anschließend wurden besinnliche deutsche und türkische Texte gelesen und Lieder gesungen. Das stärkte das Gefühl der Betroffenen, die schwere Last auf alle Schultern verteilen und gemeinsam tragen zu können. Derartige Rituale führen uns aus der passiven Opferhaltung heraus.

Rituale geben nicht nur denen Trost und Halt, die direkt von einem Ereignis betroffen sind. Als etwa nach den Anschlägen in Paris im November 2015 Menschen weltweit Anteil nahmen und ihre Trauer und Solidarität ausdrückten, gab das den Menschen in Paris Stärke, aber auch uns allen. Dieses Signal »Wir sind viele« mobilisierte unsere inneren Kräfte gegen die Angst vor dem Terror der Islamisten.

Meinem Eindruck nach wird in Deutschland seit dem Anschlag von Berlin im Dezember 2016 mehr über eigene Ängste geredet. Darin sehe ich die Chance für neue Rituale des Zusammenstehens gegen das, was uns Angst macht. Damit meine ich nicht nur das trotzige »Jetzt erst recht ... gehe ich auf den Weihnachtsmarkt, fahre ich zu einer Großveranstaltung«, sondern das Erleben von Solidarität und einem Gemeinschaftsgefühl in gemeinsamen Aktivitäten. Angefangen von Gesprächen im Familien- und Freundeskreis, über Rituale wie Blumen niederlegen und Schweigeminuten nach Anschlägen, Mahnwachen nach Anschlägen auf Asylunterkünfte bis hin zu kreativen Aktionen, bei denen viele für die Verteidigung der Menschlichkeit und unserer freiheitlichen Grundwerte einstehen. Beispiele dafür hat es in Berlin einige gegeben.

Die bemerkenswerte Antwort der Hauptstadt auf den Terror war: Berlin in all seiner bunten Vielfalt. Der Youtuber *Rayk Anders* zum Beispiel stellt klar: Die Berliner wird der Attentäter mit seiner feigen Tat nicht aus der Bahn werfen. Sie werden die Verletzten pflegen, die Toten beerdigen und sie nie vergessen. Aber sie werden weitermachen wie bisher. Gerade Berlin sei als Stadt mit ihrer schweren Vergangenheit ein Symbol für ein Wiederaufstehen nach Erfahrungen von Krieg, Terror und Gewalt. Und damit auch ein Symbol der Freiheit. Die aus solchen Haltungen erwachsende Stärke ist der beste Schutz davor, dass Menschen sich resigniert ins

Private zurückziehen, und dann über die Medien und sozialen Netzwerke die immer neue Bestätigung für eine Berechtigung ihrer Angst- und Ohnmachtsgefühle beziehen.

Standhaft bleiben: Was uns inneren Halt gibt

Unsere Demokratie kann in diesen Zeiten nur bestehen, wenn sie von Menschen getragen und verteidigt wird, die überzeugt von unseren freiheitlichen Werten sind und die sich standhaft für ihre permanente Verbesserung einsetzen. Ich persönlich möchte gerade in diesen Zeiten mit überzeugter Standhaftigkeit auftreten und handeln. Ich möchte ein Vorbild sein, indem ich mich nicht von den politischen und gesellschaftlichen Herausforderungen einschüchtern lasse. Ich möchte unbeugsam bleiben und überzeugt zu unseren Werten stehen. Allein beim Denken dieses Satzes und besonders, wenn ich ihn ausspreche, spüre ich, wie angstvolle Gefühle keine Chance haben. Deswegen möchte ich diese überzeugte Standhaftigkeit anderen Menschen im beruflichen und privaten Umfeld vermitteln. Wir alle können uns darauf ausrichten und trainieren, standhaft zu sein und damit den neuen Ängsten etwas Wirksames entgegenzusetzen.

Unsere wichtigsten Werte sind Freiheit und Gleichheit, und in der jüngeren Bundesrepublik auch Leichtigkeit und Fröhlichkeit. Um sie beharrlich zu vertreten, gehört es manchmal auch dazu, Mut zu zeigen und eigene Ängste zu überwinden. Jeder von uns kann an sich arbeiten und durch sein Tun das gesellschaftliche Klima bereichern und anderen Menschen, die vielleicht mehr Ängste haben und dabei sind, den Mut zu verlieren, Zuversicht vermitteln.

Ein beeindruckendes Beispiel dafür sind die Brüsseler Tänzer. Die belgische Choreografin Anne Teresa De

Keersmaeker wollte im April 2016 die Stadt nach den Anschlägen im März mit einem Tanz-Flashmob aus dem Schockzustand befreien. Ihr Ziel war, die von Terrorangst paralysierten Menschen gemeinsam etwas Positives erleben zu lassen, ein Fest zu feiern und gleichzeitig zum Nachdenken anzuregen. Bei ihrem Flashmob bewegten sich mehrere Menschengruppen zunächst ganz langsam, wie in Zeitlupe, von den Außenbezirken Brüssels in Richtung Zentrum. Das war ein berührendes Bild, wie diese »Tänzer« durch die Stadt zogen. Viele Leute schauten zu, manche schlossen sich ihnen an. Ganz allmählich wurden die Bewegungen der Tänzer lebendiger und schneller. Auf dem Grande Place kamen die Gruppen dann zusammen, und aus dem immer schneller und dynamischer werdenden Gehen wurde irgendwann ein fröhliches Tanzen. Einheimische wie Touristen machten mit oder schauten zu, und alle wurden angesteckt von dem positiven Gefühl. So wurde der durch den Terroranschlag verletzte öffentliche Raum, in dem sich die Menschen seitdem unsicher gefühlt hatten, von Freude und Gemeinsamkeit zurückerobert. Das war ein ganz bewusstes Zeichen, das zeigen sollte, wir lassen uns unser Lebensgefühl und unsere Freiheit nicht nehmen. Ein tolles Symbol gegen die Angst und für die Zuversicht.

Kreative Initiativen wie solche Kulturaktionen finde ich gerade nach Attentaten und Anschlägen sehr wichtig. Es muss gar nicht immer nur Trauer und Protest sein, besonders solche positiven, fröhlichen symbolischen Aktionen sind sinnvoll, um dem Schrecklichen etwas entgegenzusetzen. Und dieses Positive, davon bin ich überzeugt, ist letztendlich stärker und wirksamer als Terror, Gewalt und radikales Gedankengut.

Wir müssen eine überzeugte Standhaftigkeit zeigen und uns aktiv gegen Gewalt wenden. Jeder kann etwas dazu beitragen. Ein Ruck kann durch unser Land gehen, wenn wir uns alle gemeinsam darauf besinnen, welche großartigen Werte wir in Deutschland geschaffen, erkämpft und erarbeitet haben, wie Demokratie, Bildungschancen für alle, Gleichberechtigung für Mann und Frau, sexuelle Selbstbestimmung, unsere Freiheitsrechte wie Meinungsfreiheit, Religionsfreiheit, Pressefreiheit und nicht zuletzt die Möglichkeit, ein gutes, relativ sicheres Leben zu führen. Dafür müssen wir uns einsetzen und starkmachen. Und das, glaube ich, werden viele Menschen erkennen, wenn sie plötzlich merken, dass all das nicht mehr selbstverständlich ist. Wenn diese Werte in Gefahr sind. Und sie werden hoffentlich merken, welche enorme Stärke wir gewinnen, wenn wir gemeinsam mit überzeugter Standhaftigkeit für diese Werte einstehen.

Beängstigend oder beruhigend: Wenn der Staat sich wehrhaft zeigt

In den vorangegangenen Kapiteln habe ich mehrfach Bezug auf die Silvesternacht 2015 in Köln genommen. Dieses Ereignis hat gerade bei Frauen eine starke Verunsicherung und große Ängste ausgelöst. Die Menschen hatten den Eindruck, sich im Notfall nicht auf die Polizei und damit den für ihren Schutz verantwortlichen Staat verlassen zu können. Dieser Eindruck verstärkte sich weiter, als offensichtlich wurde, dass der Berliner Attentäter den Behörden schon lange bekannt und von ihnen als Gefährder eingestuft worden war, ohne dass sie gegen ihn vorgegangen waren. Im Gegensatz dazu wurde die Polizei in München für ihren Einsatz am Abend des Amoklaufs im Juli 2016 geradezu mit Lob überschüttet, weil sich die Menschen beschützt und gut informiert gefühlt hatten. Das hat mir als Psychologe gezeigt, wie wichtig eine gute Polizei und funktionierende Sicherheitsbehörden für die Menschen sind. Der Staat muss vermitteln, dass wir hier sicher sind, zumindest im Rahmen der Möglichkeiten. Ich selbst empfinde das auch so. Wenn in Deutschland jetzt mehr Sicherheitskräfte unterwegs sind, an Flughäfen, in Bahnhöfen oder auch in Zügen, dann fühle ich mich persönlich dadurch sicherer. Ich sage mir, diese Leute verteidigen unsere demokratischen, freiheitlichen Werte und stehen für die Wehrhaftigkeit unseres demokratischen Staates.

Verschärfte Sicherheitsmaßnahmen wie zum Beispiel ein verstärkter Einsatz von Videoüberwachung in Einkaufszentren, Sportstätten, auf Parkplätzen und in Bus und Bahn sind natürlich ein zweischneidiges Schwert. Da ist zum einen die Abwägung auf rechtlicher Seite. Was dient wirklich einer Verbesserung der Sicherheit, und ab wann werden Freiheits- und Bürgerrechte zu stark eingeschränkt? Zum anderen ist auch die Bewertung aus psychologischer Sicht schwierig. Die Mehrheit der Bevölkerung erwartet vom Staat Reaktionen auf Anschläge wie in Ansbach, Berlin und Würzburg, zum Beispiel eine größere Polizeipräsenz. Ich selbst habe das gespürt, als ich mit dem Zug von einem Seminar nach Hause fuhr und ein Polizist zustieg. Ich fühlte mich sofort sicherer und dachte: »Jetzt muss ich nicht mehr aufpassen und kann entspannen.« Auf der anderen Seite ist es natürlich kein schönes Gefühl, an jedem Flughafen oder Bahnhof Polizei mit Maschinengewehren zu sehen. Das löst Unbehagen aus, weil es für Ausnahmezustand steht und einem den Ernst der Lage vor Augen führt.

An diesem Zwiespalt zeigt sich die Unmöglichkeit, adäquat auf die Bedrohung durch den Terrorismus zu reagieren. Wenn der Staat nichts tut, ist ein großer Teil der Bevölkerung beunruhigt. Demonstriert er Wehrhaftigkeit, ist ein anderer Teil der Bevölkerung genauso beunruhigt. Womit wir am Ende besser leben können, wird sehr unterschiedlich bewertet, das hängt von der eigenen Persönlichkeit ab. Strukturierte, rationale Typen werden mehr den Sicherheitsaspekt schätzen, ängstlichere, emotionale Typen werden sich eher in ihrem Unsicherheitsgefühl bestärkt sehen. Allen wird man es nie recht machen können. Das musste die Kölner Polizei erfahren, als sie nach der Silvesternacht 2016/2017 mit dem Vorwurf konfrontiert wurde, sie habe sich rassistisch verhalten, als sie mehr als 1000 Männer anscheinend nordafrikanischer Herkunft kontrollierte und rund 900 von der Domplatte verwies. Die Beamten hatten damit sexuellen Übergriffen wie im Jahr zuvor vorbeugen wollen.

Ich glaube, das Wichtigste ist: Wir müssen lernen, mit der Bedrohung umzugehen. Wir hätten alle gerne wieder den Zustand wie vor zehn, zwanzig Jahren. Aber diese Zeit ist leider vorbei. Das müssen wir akzeptieren. Ich persönlich denke, dass es gut für unser Sicherheitsgefühl ist, wenn der Staat Stärke zeigt und Bereitschaft demonstriert, seine Bürger zu schützen. Und wenn uns angesichts der verstärkten Polizeipräsenz und anderer Schutz- und Sicherheitsmaßnahmen die Angst überkommt, demnächst in einem Polizeistaat zu leben, sollten wir uns klarmachen, dass die Polizei bei uns auf der Grundlage unserer demokratischen Grundordnung agiert. Und das führt uns zurück zu dem Gedanken: Für genau diese demokratische Grundordnung sollten wir alle uns starkmachen, damit die Angst vor dem Verlust unserer Bürger- und Freiheitsrechte auch wirklich eine übertriebene Angst bleibt.

Gemeinsam gegen die Angst: Warum jeder sich zu unserer Grundordnung bekennen sollte

Wenn wir uns dauernd darauf konzentrieren, was uns verunsichert und kaputtmacht, dann haben wir fast schon aufgegeben. Unser Grundgesetz ist eine großartige Errungenschaft, auf die wir stolz sein können. Hier sind die Werte festgeschrieben, die unsere Gesellschaft ausmachen. Sie garantieren, dass jeder sagen kann, was er denkt; lieben kann, wen er will; glauben kann, an wen oder was er mag; sein Leben gestalten kann, wie es seinen Vorstellungen entspricht. Sich dazu zu bekennen ist nicht nur eine Voraussetzung für gesellschaftlichen Frieden, sondern kann noch dazu dem Einzelnen sehr viel Stärke geben. Das ist für mich der wichtigste Weg, die neuen Ängste in etwas Positives umzuwandeln.

Auch die Mehrzahl der Mitbürger islamischen Glaubens empfindet eine klare Loyalität zum Grundgesetz. Gerade wenn sie Erfahrungen mit restriktiven politischen Systemen gemacht haben. Ich selbst habe das bei einer Begegnung mit einer beeindruckenden Frau erlebt. Nach einem Vortrag, den ich auf einer Veranstaltung zum Thema traumatisierte Flüchtlingskinder gehalten hatte, kam Frau Mehrnousch Zaeri-Esfahani, eine im Iran geborene und seit 30 Jahren in Deutschland lebende und arbeitende Sozialpädagogin auf mich zu. Sie sagte den für mich überraschenden Satz: »Vielen Dank für das, was Sie gezeigt haben, das hat mir sehr gut gefallen. Ich bin eine glühende deutsche Patriotin!« Im Vortrag hatte ich ein Bild von einem Flüchtlingskind vorgeführt, auf dem es seine schlimmen Kriegserfahrungen und seine Erfahrungen in unserem Land darstellte. Es zeigte ein Herz und eine mit einem Lorbeerkranz geschmückte Deutschlandfahne sowie das Wort »Polizi«, eingerahmt von zwei Herzen. Diese Liebeserklärung an unser Land hatte mich berührt.

Nun berichtete mir Frau Zaeri ihre Sichtweise zu den neuen Ängsten in Deutschland.

Gleich zu Beginn unseres Gesprächs meinte sie, als Migrantin dürfe sie Dinge sagen, die sich viele Deutsche nicht zu sagen trauen. Mit ihrer Herkunft brauche sie keine Angst zu haben, in die rechte Ecke gestellt zu werden.

Frau Zaeri musste als Zehnjährige mit ihrer Familie aus dem Iran fliehen und gelangte über die Türkei nach Deutschland. Seit vielen Jahren engagiert sie sich in der Flüchtlingssozialarbeit, berät Kommunen bei der Flüchtlingsaufnahme und wurde für verschiedene Bücher und Projekte zum Thema ausgezeichnet.

Als einen der beeindruckendsten Momente in ihrem Leben bezeichnet sie den Prozess und schließlich den Moment, in dem sie die deutsche Staatsbürgerschaft erlangte. Sie musste sich, um den deutschen Pass zu bekommen, zum Grundgesetz bekennen. Dieser Moment habe sie tief berührt, sagt sie, sie sei Feuer und Flamme für »dieses phantastische Grundgesetz« und die darin ausgedrückten Werte. Endlich habe sie damals das bekommen, was ihre Familie und sie immer haben wollten: Freiheit, Gleichheit, Rechtsstaatlichkeit, Schutz des Individuums und der Würde der Menschen. Davon hatten sie geträumt, als sie unter Willkür und totalitären Strukturen im Iran leben mussten. Wie sieht eine Frau mit diesem Erfahrungshintergrund die deutschen Ängste vor den Flüchtlingen und die Ängste vor fremdenfeindlichen Überreaktionen?

Für das Verständnis der Unterschiedlichkeit Deutscher und der Menschen, die zu uns fliehen, ist es nach Auffassung Frau Zaeris von entscheidender Bedeutung, die Hintergründe zu beleuchten. Nämlich, dass die Flüchtlinge in kollektivistischen Gesellschaftsordnungen aufgewachsen sind, wir hingegen in individualistischen. Die kollektivistischen Gesellschaftsordnungen sind in der Regel geprägt von

Familiensystemen mit strenger Hierarchie. Ganz oben steht das männliche Familienoberhaupt, weit darunter die Frau und ganz unten die Kinder. Dieses System gibt Sicherheit, und der Zusammenhalt ist überlebenswichtig, denn außerhalb der Familiensysteme gibt es keine oder wenige staatliche Absicherungen.

Das Individuum ist Teil mehrerer geschlossener Netzwerke oder Kollektive. Es bestehen eine große Loyalität, Verantwortung und Aufopferungsbereitschaft gegenüber dem Kollektiv, hohe soziale Kontrolle und Strukturen von Korruption und Vetternwirtschaft. Das Privatleben jedes Einzelnen ist stark beeinflusst von der Gemeinschaft. Berufswahl oder Partnerwahl werden vom Kollektiv beziehungsweise dessen Oberhaupt entschieden. Die eigene Meinung zurückzustellen ist Kennzeichen der Reife, die Harmonie des Kollektivs ist das Ziel. Durch das Zurückstellen des Individuums haben Mitglieder kollektivistischer Gesellschaftsordnungen kaum gelernt, eigene Bedürfnisse wahrzunehmen und zu äußern. Das habe auch ich schon erfahren. Deutsche Helfer für Hausaufgaben in Flüchtlingsfamilien erzählten mir zum Beispiel fassungslos, dass sie auf die Frage »Möchtest du Wasser oder Saft?« auch noch nach Monaten zu hören bekommen »Weiß nicht« oder »Egal«.

Unsere individualistische Gesellschaftsordnung hingegen ist geprägt von der Idee, jeder solle möglichst dazu befähigt werden, für sich selbst zu sorgen. Es gibt viele Möglichkeiten für den Einzelnen, Freiheit und Selbstverwirklichung sind die Ziele. Familiäre Zusammenhänge sind eher locker und weniger verbindlich. Dafür besteht der moralische Anspruch, dass jeder für die Allgemeinheit verantwortlich ist. Wir leben in einem Sozialstaat, die Gesellschaft ist geprägt von Vereins- und Ehrenamtsstrukturen. Privatsphäre und Eigenverantwortlichkeit sind für uns extrem wichtig. Eine eigene

Meinung zu haben und auszudrücken ist Kennzeichen der Reife, die Selbstverwirklichung jedes Einzelnen ist das Ziel.

Wenn Menschen mit diesen unterschiedlichen Sozialisationen aufeinandertreffen, ergeben sich häufig Missverständnisse und Konflikte, erklärt Frau Zaeri. Während bei uns direkte und klare Kritik geäußert wird und man dadurch zeigt, dass man sich um Lösungen bemüht, und somit Konflikte zur Aussprache kommen, wird bei kollektivistisch erzogenen Menschen Kritik eher indirekt geäußert. Offene Kritik gilt als Respektlosigkeit, Kritiker und Kritisierter haben Schamgefühle und verlieren das Gesicht. Bei Konflikten ist es am wichtigsten, höflich zu sein und das Gesicht zu wahren. Konflikte bleiben somit häufig unbenannt. Im Individualismus dagegen stehen bei Konflikten Offenheit und die Lösungsfindung im Vordergrund. Daraus ergeben sich grundsätzliche Fragen für das Zusammenleben und die Kooperation mit den Flüchtlingen aus kollektivistischen Gesellschaftsordnungen: Kann ein in einer kollektivistischen Gesellschaft geprägter Mensch eine individualistische Denkweise annehmen? Wie lange wird er dafür brauchen? Und kann er unser Angebot, das das Individuum im Blick hat, annehmen?

Auch das von uns häufig kritisierte Frauenbild islamischer Männer ist in erster Linie von der Sozialisation in einer kollektivistischen Gesellschaft geprägt und weniger vom Islam. Und auch hier müssen wir fragen: Kann ein Mann, der mit diesem Bild aufgewachsen ist, sein Frauenbild überhaupt anpassen oder ändern? Und wenn ja, wann kann man das erwarten? Ohne zu versuchen, die Fragen hier zu beantworten, scheint mir eines klar: Das alles braucht viel Zeit, vermutlich sogar mehrere Generationen.

Frau Zaeri vergleicht die Situation in unserer Gesellschaft und dabei insbesondere das Flüchtlingsthema mit der sich daraus ergebenden Problematik, mit dem Aufwachsen eines

Babys. Dieses Baby ist unsere Demokratie. Den Beginn des betonten Individualismus markieren in etwa die Protestbewegungen der 68er-Generation, die erstmals in der deutschen Nachkriegsgesellschaft gegen das Establishment mit seinen traditionellen Regeln aufbegehrte und für die Freiheit des Individuums eintrat. Das war sozusagen die Geburt der vom Individualismus geprägten Demokratie. In den Jahren darauf wurde viel erreicht. Das Baby wuchs heran und ist heute, um im Bild zu bleiben, ein Pubertierender. Es ist noch nicht fertig entwickelt.

Die Entwicklung von gesellschaftlichen Phänomenen wie der rechtspopulistischen Empörungs- und Klagebewegung Pegida ist in Frau Zaeris Augen wie eine pubertäre Reaktion zu sehen. Sie selbst habe davor keine Angst, sondern überlege sich, wie man als Eltern mit einem pubertierenden Kind umgehen muss. Die Lösung sei, Ruhe zu bewahren und nicht überzureagieren. »Man darf das Kind nicht fallenlassen, muss ihm sagen, dass man es nach wie vor liebt, muss ihm aber eine klare Orientierung geben.«

Wir müssen als Gesellschaft konsequent unsere Werte vertreten, sowohl den neu Dazukommenden gegenüber, die bei uns Schutz suchen, als auch gegenüber den Gruppierungen, die diese hasserfüllt drangsalieren und gegen sie hetzen. Dazu gehöre viel Selbstbewusstsein und Klarheit, wie bei Eltern, die ihr Kind durch die schwierige Phase der Pubertät leiten. Das aber vermisse sie besonders bei denjenigen, die sich als Erben der 68er-Bewegung für Selbstbestimmung und individuelle Freiheiten eingesetzt und viel erreicht haben.

Die Flüchtlinge sieht sie als Menschen, die zur Demokratie wollten. »Wir müssen ihnen die Demokratie erklären und ihnen zeigen, dass wir stolz sind und unsere Demokratie lieben.« Gleichzeitig betont Frau Zaeri, dass wir uns durchaus von der Lebensweise der Geflüchteten etwas abschauen und übernehmen können, wie zum Beispiel die Fähigkeit, sich mehr in eine Gruppe einzuordnen, den Respekt vor dem Alter, das Pflegen von Ritualen.

Was ihr persönlich Angst mache, frage ich Frau Zaeri. Ihre Antwort ist einfach und klar: »Wenn Politiker, die zur Demokratie und zum Grundgesetz stehen, plötzlich beginnen, die AfD zu kopieren.« Das sei ein gefährlicher und vollkommen falscher Weg. Dadurch könne unsere Demokratie ausgehöhlt und gefährdet werden, das mache ihr Angst. Stattdessen müssten wir uns auf das Wesentliche konzentrieren, nämlich selbstbewusst an die Stärke unserer Zivilgesellschaft glauben und die Demokratie wachsen lassen. Sie verabschiedet sich mit den Worten: »Ich möchte dieses Kind verteidigen, jetzt hat es gerade eine schwierige Zeit.«

Beim Thema Werte ist meiner Ansicht nach zunächst einmal die Politik gefragt. Unsere Werte zu schützen ist ihre große Aufgabe. Politiker müssen unmissverständlich vermitteln, dass Werte wie Demokratie, Akzeptanz des Andersartigen, Freiheitsrechte oder Gleichberechtigung unantastbar sind und absolute Gültigkeit haben. Sie müssen Regeln formulieren und deutlich machen, dass diese Regeln von jedem Einzelnen einzuhalten sind. Hier sind nach meiner Überzeugung Klarheit und Konsequenz gefragt. Sowohl was den Umgang mit Gruppierungen und Bewegungen angeht, die unsere Werte in Frage stellen oder sogar bekämpfen, als auch im Zusammenleben mit Geflüchteten, die eine andere Sozialisation als die unsere haben.

Das konsequente Eintreten des Staates für die Grundwerte unseres Zusammenlebens gibt den Bürgern ein Sicherheitsgefühl und psychischen Halt und Orientierung. Werden die gemeinsamen Werte und Errungenschaften nicht genügend bewahrt und durchgesetzt, verlieren viele das Vertrauen in den Staat. Fehlt diese Orientierung, ist die psychische Stabilität vieler Menschen bedroht und der Zusammenhalt der Gesellschaft gefährdet. Das bedeutet: Nicht wir müssen uns an das Wertesystem der zu uns Gekommenen anpassen, sondern diese Menschen müssen sich an unser grundlegendes Wertesystem angleichen. Dazu gehört zum Beispiel, dass man Frauen die Hand gibt. Es kann nicht sein, dass Schulleitungen sich entschuldigen, wie jüngst an einer Berliner Schule geschehen, wenn eine Lehrerin darauf besteht, dass der Vater eines Schülers, ein türkischer Imam, den sie zum Gespräch über das Kind eingeladen hatte, ihr die Hand geben soll.

Eine Beeinträchtigung unserer Grundwerte ist mit vorgeschobener Religionsfreiheit nicht zu vereinbaren. Wir haben uns in Jahrzehnten erkämpft, dass hier endlich Gleichberechtigung herrscht und Frauen nicht abgewertet werden. Diese und andere Errungenschaften sollten wir nicht aus missverstandener Toleranz einfach aufgeben. Das macht vielen Menschen Angst, verunsichert sie und löst Wut aus. Wir müssen Grenzen setzen und dürfen bestimmte Dinge nicht tolerieren. Probleme, wie etwa Kinderehen und Gewalt gegen Frauen, müssen angesprochen und dürfen nicht toleriert werden. Neben das klare Bekenntnis zu unseren Werten muss die Konsequenz treten, diese auch durchzusetzen.

Die Bearbeitung traditioneller Frauenbilder und anderer Vorstellungen, die mit den unsrigen nicht übereinstimmen, wird nicht freiwillig geschehen, das muss ich als Psychologe ganz klar sagen. An der grundsätzlichen Haltung und dem Verhalten vieler Menschen aus anderen Kulturkreisen wird sich nur etwas ändern, wenn die Missachtung unserer Werte sanktioniert wird. Aus der Lerntheorie wissen wir, dass Verhalten beeinflussbar ist, wenn man sofort mit Konsequenz reagiert. Menschen, die problematische Verhaltensweisen zeigen, werden diese niemals ändern, wenn sie nicht negative Konsequenzen erleben. Das Gegenteil ist der Fall. Wird abweichendes Verhalten nicht sanktioniert, wirkt das wie eine Verstärkung. Deshalb müssen Gewalt gegen Frauen und andere Verletzungen unserer gesetzlich verankerten Normen sanktioniert werden.

Diese Sanktionen müssen weh tun, nur so zeigen sie Wirkung. Damit meine ich natürlich keine körperlichen Strafen, sondern zum Beispiel Arbeitsstunden in gemeinnütziger Arbeit, Geldstrafen, Führerscheinentzug auf Zeit. Das ist eine gesicherte wissenschaftliche Erkenntnis, die kann man nicht wegdiskutieren. Die neu zu uns gekommenen Menschen aus anderen Kulturkreisen müssen spüren, sie sind hier willkommen und werden unterstützt, und es gibt in diesem Land viele Vorteile, von denen sie profitieren können und die ihnen helfen, ein gutes Leben zu führen. Um aber keine Nachteile zu erfahren, müssen sie bestimmte Regeln akzeptieren. Das wird auf viele Konflikte hinauslaufen, ganz klar. Aber je uneindeutiger wir sind, desto schwieriger sind die Konflikte. Und wenn bei uns gilt, die Frau muss als gleichberechtigt gesehen werden, dann muss das zum Beispiel am Arbeitsplatz konsequent eingefordert und bei Nichteinhalten sanktioniert werden. Nur so verändert sich langfristig etwas in den Köpfen. Ein solch konsequentes Verhalten des Staates würde auch das Sicherheitsgefühl vieler neuerdings verängstigter Frauen wieder stärken.

Wie es gelingen kann, durch Klarheit und Konsequenz Werte zu vermitteln, zeigt das folgende Beispiel, von dem mir mein iranischer Patient Ajas erzählt hat. Ajas ist in dem Glauben aufgewachsen, dass alles Westliche schlecht ist. Ihm sei immer vermittelt worden, die Menschen in den westlichen Ländern seien alles Ungläubige, die bekämpft werden müssten. Die seien keine guten Menschen, sondern die natürlichen Feinde aller Muslime. Er meint, wir unterschätzten die Wirkung einer solchen Erziehung, die auch viele der Geflüchteten erlebt haben.

Aber man könne trotzdem etwas bewegen. Er selbst lädt zum Beispiel immer wieder Flüchtlinge zum Tee trinken und zum Austausch zu sich nach Hause ein. Am Anfang hätten alle immer wahnsinnige Angst vor seinem kleinen Hund gehabt, denn in ihrer Kultur kennt man Hunde nicht als Haustiere, und sie hatten gehört, Hunde seien gefährlich und bissen. Daraufhin habe Ajas sie immer wieder mit dem Hund konfrontiert und ihnen erklärt, dass sie nichts von ihm zu befürchten hätten. Inzwischen würden die meisten den Hund sogar streicheln. Ajas sagt, hätte er das Tier weggenommen und sich nach ihren Erwartungen gerichtet, dann hätten sie heute noch Angst vor ihm.

Ajas rät uns, den Flüchtlingen unsere Kultur und Regeln zu erklären, ein entsprechendes Verhalten bei ihnen einzufordern und Fehlverhalten zu sanktionieren. Dazu gäbe es in seiner alten Heimat ein Sprichwort: »Wer keine Strafen bekommt, begeht Böses.« Ich fand es sehr beeindruckend, dass jemand, der selbst diesen kulturellen Hintergrund hat, diese Haltung vertritt und auch lebt. Ajas ist ein Mut machendes Beispiel dafür, was wir tun können und sollten. So funktioniert Integration. Und so kann ein angstfreies Miteinander entstehen.

Bei der Integration der Flüchtlinge müssen wir allerdings einen sehr langen Atem haben. Das zu akzeptieren fällt vielen Menschen, auch mir persönlich, schwer. Man denkt immer, nach einem Jahr muss doch das alles mal geklärt sein. Ist es aber nicht. Wir sollten uns darauf einstellen, dass es vermutlich mehrere Generationen dauern wird. Wir müssen uns klarmachen, dass die Flüchtlinge, die zu uns kommen, zunächst einmal einen gewaltigen Kulturschock erleben. Davon hat mir eine Schweizer Kollegin erzählt, die im Libanon aufgewachsen ist. Sie kannte die Schweiz nur von Besuchen und war vollkommen verunsichert, als sie als Jugendliche mit ihren Eltern zum Leben in die Schweiz kam. Sie sei vollkommen überwältigt gewesen, ein »totaler Kulturschock«.

Ein solcher Kulturschock führt meist zu extremer Verunsicherung. Man sucht Halt und Orientierung in den eigenen gelernten Werten. Manche Menschen vertreten diese Überzeugungen dann noch stärker, werden eingeengt in ihrer Sichtweise, fundamentalistischer in ihren Überzeugungen, öffnen sich nicht für die neuen Normen. Da wird es noch viele Konflikte geben, denn die kulturellen Unterschiede sind manchmal eben nur schwer auszuhalten.

Ich persönlich kann es zum Beispiel nur schwer ertragen, wenn ich eine voll verschleierte Frau sehe, die mit Tüten bepackt ein paar Meter hinter ihrem Mann hergeht. Er läuft in Turnschuhen und kurzer Hose, und sie ist total verhüllt. Da schüttle ich innerlich den Kopf und kann nicht verstehen, dass es solch eine Ungleichheit heute noch gibt. Eine Vollverschleierung wirkt auf mich wie eine bewusste Demonstration einer Gegenkultur zu unseren Werten. Trotzdem kann ich nicht erwarten, dass diese Frauen von heute auf morgen, oder nach einem absolvierten Integrationskurs, ihre Burka oder den Niqab ablegen. Aber anstatt uns darüber zu ärgern, sollten wir beständig und mit Geduld, vor allem auch mit Selbstbewusstsein unsere Werte von Gleichberechtigung vertreten und den zu uns Gekommenen die Chance geben, sich allmählich zu verändern.

Ich sehe da noch viele Probleme auf uns zukommen, das will ich nicht leugnen. Vermutlich brauchen wir nicht nur einen langen, sondern einen sehr langen Atem. In letzter Konsequenz denke ich aber auch, wenn sich Menschen, die zu uns gekommen sind, an unsere fundamentalen Gesetze nicht halten können und wollen, dann müssen sie in ein Land gehen, in dem sie nach ihren Wertvorstellungen und Regeln leben können. Das hören manche bestimmt nicht gern, aber ich sehe keine andere Lösung.

Andererseits sollten auch wir uns für den kulturellen und religiösen Hintergrund der Menschen öffnen, die zu uns gekommen sind, anstatt mit einer angstgetriebenen Abwehrhaltung auf sie zu reagieren. Eine Patientin von mir äußerte große Angst vor einer Islamisierung in unserem Land. Sie kennt keine Muslime und hat sich mit dem Glauben noch nie näher befasst. Ihr Wissen darüber bezieht sie hauptsächlich aus dem Fernsehen. Ich habe ihr in der Therapie die Gedanken von Pater Rainer vermittelt, von denen ich berichtet habe. Die Patientin hat sich daraufhin tatsächlich mit dem Islam beschäftigt und sich intensiv mit ihren eigenen Werten auseinandergesetzt. Ihre undifferenzierte Angst hat sich zu ihrer eigenen Überraschung dadurch weitgehend aufgelöst. Sie hat immer noch Sorge, dass sich der Islam nicht wirklich mit unseren demokratischen Werten vereinbaren lässt, und diese Sorge beunruhigt sie auch weiter. Aber ihre Angst ist nicht mehr so allumfassend.

Man muss sich mit dem Islam beschäftigen und lernen zu differenzieren. Bei sehr vielen von uns läuft zum Beispiel im Kopf eine direkte Verbindung von Islam zu Islamismus. Das passiert mir auch immer wieder. Aber das ist natürlich falsch. Wie man den Islam mit unseren westlichen Werten verbinden kann, ist ein kompliziertes Thema, das sich nicht einfach beiseiteschieben lässt und das viele Menschen mit Sorge erfüllt.

Wenn jemand Angst vor dem Islam hat, plädiere ich aus psychologischer Sicht dafür, das Gespräch mit Muslimen zu suchen. Einerseits, um sie kennenzulernen, andererseits aber auch, um gezwungen zu sein, eigene Standpunkte über Ethik und Werte zu definieren und zu formulieren. Dadurch ist man aktiv, und alles, was wir aktiv machen, hilft, unsere Ängste deutlich zu reduzieren. Voraussetzung für einen konstruktiven Dialog auch stark verunsicherter Menschen ist allerdings – das möchte ich noch einmal betonen –, dass die Politik den Bürgern ein Gefühl von Sicherheit vermittelt. Dann sind mehr Menschen, auch die sehr kritisch Denkenden oder besonders Ängstlichen, bereit für persönliche Begegnungen und können entspannter und mit Interesse auf Flüchtlinge zugehen.

Bei diesem Annäherungsprozess können Vereine eine wichtige Rolle spielen. Es gibt mittlerweile viele kleine Fußballvereine, in denen Geflüchtete mitspielen. Dass es sich dabei um Geflüchtete handelt, ist vielleicht bei den ersten zwei, drei Trainings ein Thema, aber danach ganz schnell vom Tisch. Dann spielt man zusammen Fußball, und alles andere ist unwichtig. Auf dem Platz sind alle gleich.

Eine interessante, ziemlich amüsante Geschichte zum Thema Vereine habe ich selbst als Mitglied bei der örtlichen freiwilligen Feuerwehr erlebt. Bei der letzten Jahreshauptversammlung wurde lang und breit über Nachwuchsmangel gesprochen. Da habe ich den Vorschlag gemacht, junge Flüchtlinge anzusprechen, ob sie nicht Lust hätten, mitzumachen. Erst mal herrschte betretenes Schweigen, und dann kamen lauter Argumente, warum das nicht geht, etwa wegen der Verständigungsprobleme, dass sie Kommandos dann nicht richtig verstünden, ob sie überhaupt eine Uniform tragen wollten und so weiter. Bis es dann am Schluss hieß, eigentlich sei das doch gar keine so schlechte Idee, man werde mal darüber nachdenken. Wenn so etwas gelingt, können Ängste abgebaut werden, und über die Kontakte

Im Zusammenhang mit der Flüchtlingsthematik ist die Angst am größten, dass unter den Geflüchteten Terroristen sind, die bei uns einen Anschlag verüben könnten. Von allein entwickeln Kinder solche Befürchtungen allerdings nicht. Sie haben das entweder von ihren Eltern oder in Medienberichten gehört. Ein Vater erzählte mir, seine zwölfjährige Tochter fühle sich unsicher, wenn sie auf der Straße Flüchtlingen begegne, und auch den Flüchtlingskindern in ihrer Schule stehe sie eher skeptisch gegenüber, nachdem sie im Fernsehen die Geschichte über den mutmaßlichen IS-Terroristen aus Chemnitz gesehen hatte.

Auch hier möchte ich Maya Götz beipflichten, die meint, man solle Kindern auch in diesem Punkt die Wahrheit sagen, dass also tatsächlich Terroristen unter den Flüchtlingen sein können. Aber dass die Wahrscheinlichkeit eines Anschlags – noch dazu bei uns – extrem gering ist. Es geht darum, Kindern Erklärungen zu liefern, die altersgemäß sind und ihrem Wissensstand entsprechen, und so die Dinge einzuordnen.

Eine besondere Problematik sehe ich bei den traumatisierten Flüchtlingskindern. Zum einen ist da das große Leid dieser Kinder und die Sorge um ihre Zukunft. Nach dem Erleben von Krieg, Flucht und Vertreibung, dem Verlust wichtiger Bezugspersonen und häufig erlittener sexueller und körperlicher Gewalt zeigen sich laut einer 2015 durchgeführten Erhebung des Bundesamts für Migration und Flüchtlinge bei bis zu 70 Prozent der weiblichen unbegleiteten minderjährigen Flüchtlinge Traumafolgestörungen. Damit verbunden sind Alpträume, Bauch- und Kopfschmerzen, Ängste, Schreckhaftigkeit und Entwicklungsrückschritte.

Aus meiner Sicht kommt es aber auch für unsere Kinder bei der Begegnung mit jungen Geflüchteten teilweise zu einer Konfrontation mit Problemen, die sie sehr verunsichern und kann etwas Positives zustande kommen. Über Vereine, sei es der Sportverein, Musikverein, Kleingärtnerverein oder die Feuerwehr sehe ich eine große Chance, sich näher kennenzulernen und Ängste abzubauen.

Als Psychologe ist es mir wichtig zu sagen, wir sollten den Mut aufbringen, mit Andersdenkenden zu sprechen und ihnen immer wieder auch im Einzelkontakt mit Selbstbewusstsein, Stetigkeit und Konsequenz unsere positiven demokratischen, freiheitlichen Werte vermitteln. Diese Menschen dürfen sich nicht unbeachtet und abgelehnt fühlen. Das führt zu Frust, Enttäuschung, Hass und letztlich häufig zur Verfestigung fundamentalistischen Denkens. Das gilt für Flüchtlinge wie auch für Einheimische, deren politische Ansichten uns widerstreben. In diesen sicher nicht immer konfliktfreien Gesprächen sollten wir uns nicht provoziert fühlen, sondern mit Ruhe und Geduld immer wieder aufs Neue erklären, was unsere Werte sind und warum wir für sie einstehen. Das ist ein mühsamer Lernprozess, aber die Anstrengung lohnt sich. Miteinander in Kontakt zu treten nimmt Ängste und verändert das Klima in unserer Gesellschaft zum Guten, davon bin ich überzeugt.

Kinder in Angst: Was wir tun können

Eltern würden ihre Kinder am liebsten von allem Schlechten und Gefährlichen auf der Welt fernhalten. Dass dies gelingen kann, ist genauso eine Illusion wie absolute Sicherheit. Wir können allerdings dafür sorgen, dass sich Kinder und Jugendliche durch Ereignisse wie den Amoklauf in München oder die Terroranschläge in Paris nicht unmittelbar bedroht fühlen. Und wir können die Voraussetzungen dafür schaffen, dass sie Flüchtlingen ohne unnötige Ängste begegnen.

Sicherheit schenken: Wie wir Kindern die Angst vor Terror nehmen

Kinder treffen Ereignisse wie die islamistischen Terroranschläge von Brüssel, Berlin und Paris häufig stärker als Erwachsene. Es handelt sich hier um von Menschenhand verursachte Gewalt. Aus der Traumaforschung wissen wir, dass diese Traumatisierungen die schwersten sind. Sie entfalten eine weit größere Wucht als jene, die durch Naturkatastrophen wie ein Erdbeben oder einen Tsunami und Katastrophen mit technischer Ursache wie ein Zugunglück oder einen Flugzeugabsturz ausgelöst werden. Das liegt im Wesentlichen daran, dass bei einem sogenannten Man-Made-Disaster unser Vertrauen in die Mitmenschen verloren geht. Wir wissen nicht mehr, wem wir noch trauen können. Das geht uns allen so, Kindern wie Erwachsenen.

Bei Kindern ist das Bedrohungsgefühl jedoch noch mal umfassender und auch stärker, weil sie die Hintergründe häufig nicht verstehen. Sie können Gewalttaten nicht einordnen, vor allem wenn sie noch jung sind. Wie nah ist der Ort des schrecklichen Geschehens, welche Bedeutung hat ein Vorfall für mich? So etwas können gerade Kinder im Vorschulalter noch nicht einschätzen. Sie stellen ihren Eltern dann häufig Fragen wie: »Ist Berlin so weit weg wie Omas Haus?«, »Können die bösen Männer in meinen Kindergarten kommen?« oder »Können die bösen Männer auch dich umbringen?« Für Kinder ist es noch weniger kalkulierbar als für Erwachsene, wen solch ein Ereignis treffen kann und ob sie es nicht auch selbst sein können. Dieses Gefühl der Hilflosigkeit belastet und verunsichert enorm.

Das Wichtigste, um Kindern nach einem schlimmen Ereignis ein Gefühl der Sicherheit zu geben, besteht darin, sie mit ihren Fragen und Sorgen nicht allein zu lassen. Eine Mutter erzählte mir zum Beispiel, ihr vierjähriger Sohn habe nach dem Anschlag am Brüsseler Flughafen plötzlich Angst gehabt, in seinem Kleiderschrank könne eine Bombe versteckt sein. Der Kleine hatte bei der Großmutter zufällig einen Fernsehbeitrag zu dem Anschlag in Brüssel gesehen und dabei das Wort Bombe aufgeschnappt. Einem Kind in diesem Alter kann man in solch einem Fall, wohl wissend, dass es keine absolute Sicherheit gibt, mit gutem Gewissen versprechen: »Ich passe auf dich auf. Dir wird hier nichts passieren. Es gibt böse Menschen auf der Welt, die schlimme Sachen machen, aber diese Sachen passieren ganz, ganz selten, und sie passieren nicht hier, in deinem Zuhause. Deswegen brauchst du auch keine Angst davor zu haben!« Zur Beruhigung kann man noch anfügen, dass man zum Beispiel beim Spielen hinfallen und sich wehtun kann, und das passiere sehr viel öfter, als dass Bomben explodieren. Und vor dem Spielen habe man ja trotzdem keine Angst.

Kindern im Grundschulalter kann man außerdem erklären, dass die Polizei und andere Sicherheitsbehörden die Menschen sehr gut beschützen und dafür sorgen, dass solch ein Anschlag höchst unwahrscheinlich ist. Man sollte Kindern nicht vormachen, es gäbe keine Terroristen und keine Gewalttaten. Sie sollten nur wissen, dass diese Leute weder in ihre Schule noch auf den Spielplatz oder zu ihnen nach Hause beziehungsweise zu Mama und Papa ins Büro kommen werden. Wenn ihre Eltern in solchen Momenten der Verunsicherung für sie da sind und es ihnen offensichtlich gut geht, verlieren Kinder nicht das Urvertrauen und fühlen sich nicht unmittelbar bedroht.

Eltern fragen mich immer wieder, wie viele Details sie ihren Kindern zumuten können, wenn diese etwas über Ereignisse wie Terroranschläge oder den Amoklauf in München wissen wollen. Ich rate dazu, die Fragen der Kinder ehrlich zu beantworten und auch zu sagen, dass Menschen zu Schaden kamen und dass es Menschen, die so etwas erlebt haben, hinterher schlecht geht. Kinder dürfen wissen, dass grausame Dinge passieren können und dass Menschen, die diese schlimmen Sache miterleben müssen, darunter leiden. Man kann sie aber beruhigen und ihnen versichern, dass es sehr viele Menschen gibt, die helfen. Zum Beispiel Ärzte, die Verletzte behandeln und gesund machen. Therapeuten, die den Menschen helfen, das schlimme Erlebnis zu verarbeiten. Polizisten, die den oder die Täter verfolgen und verhaften und aufpassen, dass sie so etwas Schlimmes nicht noch einmal tun können.

Eine andere häufig gestellte Frage von Eltern lautet, woran sie erkennen, ob ihr Kind von einem schlimmen Ereignis oder

Angst vor Krieg belastet wird. Aufgrund meiner Erfahrungen aus der Traumatherapie kann ich sagen: Man sollte beobachten, was das Kind spielt. Kinder verarbeiten schlimme Erlebnisse oder Ängste häufig im Spiel, indem sie diese immer wieder nachspielen. Wenn ein Kind also mit seinen Blauklötzchen oder Legofiguren plötzlich ständig Explosionen nachspielt oder mit seinen Playmobil-Figuren Erschießen, sollte man sich dazusetzen und behutsam die Sprache darauf bringen. Aber nicht direkt nachfragen, sondern sich dem Thema im Spiel vorsichtig annähern. Man sollte sich genau erzählen lassen, was gerade alles passiert. So kann man möglichen Ängsten auf die Spur kommen. Indem man eine positive Entwicklung ins Spiel einbringt, so etwas wie: »Wer könnte die Menschen hier denn jetzt retten?«, kann man angstnehmende Impulse setzen.

Natürlich brauchen nicht nur Kinder im Vor- und Grundschulalter die Unterstützung ihrer Eltern, um angsteinflößende Ereignisse zu verarbeiten. Auch bei älteren Kindern und Jugendlichen ist das intensive Miteinandersprechen über diese Ereignisse und die Gefühle, die sie in uns auslösen, elementar wichtig, um Ängsten vorzubeugen oder sie nicht ins Ungesunde wachsen zu lassen. Hier sollten Eltern eine Vorbildfunktion übernehmen, also ehrlich zu den eigenen Ängsten stehen, sie formulieren und dann den Kindern vermitteln, was wir unserem Unsicherheitsgefühl alles entgegensetzen können.

Die Offenheit bewahren: Wie Kinder Fremden angstfrei begegnen können

Wie wir mit unseren Ängsten umgehen, überträgt sich auf unsere Kinder. Vor allem wenn sie im Grundschulalter sind, sollten wir daher darauf achten, wie wir uns in ihrer Gegenwart über Flüchtlinge äußern. Wenn wir unbedacht Ressentiments oder Ängste thematisieren, kann das dazu führen, dass unsere Kinder in Alltagssituationen verunsichert reagieren, etwa wenn sie in der Schule oder auf dem Spielplatz auf Flüchtlingskinder treffen. Sie verlieren ihre Offenheit und kindliche Neugier auf das Neue und Fremde. Ich bin der Meinung, Eltern sollten Begegnungen ihrer Kinder mit Flüchtlingskindern unterstützen. Wenn Kinder Kontakt zu Geflüchteten haben, wird ihre Einstellung zu den Neuankömmlingen positiver und eventuell vorhandene Ängste nehmen ab.

Zu diesem Ergebnis kommt auch Maya Götz, Leiterin des Internationalen Zentralinstituts für das Jugend- und Bildungsfernsehen (IZI) beim Bayerischen Rundfunk, in einer Studie. Im März 2016 wurden unter der Leitung der Medienwissenschaftlerin und -pädagogin Kinder zwischen sechs und elf Jahren befragt, wie sie die Flüchtlingsthematik wahrnehmen und was sie woher darüber wissen. Dabei kam heraus, dass acht von zehn Kindern positiv über Flüchtlinge denken. Vergleicht man das mit den Studienergebnissen zur Einstellung Erwachsener, zeigt sich, Kinder und Jugendliche sind Flüchtlingen gegenüber positiver eingestellt als ihre Eltern. Maya Götz sagt – und das kann ich nur bestätigen –, je direkter der Kontakt sei, desto offenherziger würden Kinder Geflüchteten begegnen. Sobald aus einem anonymen Flüchtling Amira oder Mohamed wird, entsteht zwischen den Kindern eine Beziehung, und die Unsicherheit und mögliche Ängste verschwinden.

psychisch stark belasten können. Aus Schilderungen von Erziehern und Lehrern weiß ich, dass es bei Flüchtlingskindern in Kindergärten und Schulen manchmal zu plötzlichen Angstzuständen kommt, bei denen sie schreien, weinen oder sich unter dem Tisch oder in irgendeinem Winkel verkriechen. Diese panischen Reaktionen lösen bei unseren Kindern natürlich auch etwas aus und können sie sehr verunsichern.

Von einer Erzieherin habe ich gehört, dass ein Flüchtlingskind in ihrer Kita-Gruppe einen Gegenstand genommen hat, die imaginäre Pistole einem anderen Kind an den Kopf gehalten und Erschießen gespielt hat. Weil es das gesehen hat, nicht im Comic oder in einem Film, sondern in der Realität. Dieses Kind hat gesehen, wie das aussieht, wenn einem Menschen in den Kopf geschossen wird. Das hat eine vollkommen andere Qualität, als wenn unsere Kinder sich im Spiel imaginär erschießen und sich »tot« umfallen lassen. Durch das Nachspielen der grausamen Realität, die Flüchtlingskinder erlebt haben, werden auch unsere Kinder damit konfrontiert. Und das kann eine sehr verunsichernde Wirkung haben.

Auf die Frage, was sie denn tun sollen, wenn Flüchtlingskinder Erschießen spielen, hatte ich erst mal keine Antwort. Ich muss zugeben, im ersten Moment war auch ich ratlos und trotz meines Wissens erst einmal überfordert. Inzwischen habe ich mich eingehend mit dieser Problematik beschäftigt und mit Kollegen ausgetauscht und würde dazu raten, klare Grenzen zu setzen, damit diese Kinder die anderen nicht einschüchtern.

Das Kriegs- und Gewaltgeschehen, das traumatisierte Kinder teilweise spielen, kann sehr betroffen machen. Aber es kann ihnen dabei helfen, ihr Trauma zu verarbeiten. Wir müssen geschützte Räume schaffen, in denen sie in Begleitung eines Erwachsenen die Szenarien, die sich in ihren Köpfen abspulen, durchspielen können. In der

Kinder-Traumatherapie arbeiten wir deshalb ganz gezielt mit Spielen. Wir lassen die Kinder ihre Erlebnisse mit Puppen nachspielen. Kinder haben tatsächlich oft einen ganz starken Drang, schreckliche Erlebnisse, die sie hatten, nachzuspielen. In diesen Spielen fallen Schüsse, es gibt Tote und Verletzte, irgendwo liegt ein Bein herum, Krankenwagen kommen, die Toten und Verletzten werden weggebracht. Solche furchtbaren Szenen nachzuspielen tut den Kindern zwar gut, aber man muss sie dabei beobachten. Viele Kinder spielen wie in einer Endlosschleife immer wieder eine bestimmte schreckliche Szene, bei der sich nichts verändert. Da sollte man als Therapeut eingreifen und mit den Kindern einen positiven Ausgang erarbeiten und dann auch spielen.

Zum Beispiel: Mutter und Vater sitzen am Tisch, dann kommen böse Männer und erschießen beide. Das können Kinder immer wieder spielen. So stellen sie ihre belastenden Gefühle dar, aber es gibt keine Lösung. Wenn die Eltern wirklich gestorben sind, müsste man mit den Kindern zum Beispiel weiterspielen, dass man ihnen vielleicht ein schönes Grab macht oder dass das Kind die Eltern ins Paradies bringt. Also gemeinsam Schritte überlegen, was das Kind selbst tun kann, damit es die Situation irgendwie lösen und das Erlebte verarbeiten kann.

Wenn Kinder Gewaltszenen in der Kita oder Schule nachspielen, lautet ein Rat generell: Erzieher und Lehrer müssen klare Grenzen formulieren. Die Gewalt muss auf der symbolischen Ebene bleiben. Es dürfen keine Handlungen ausgeführt werden, die andere Kinder ängstigen oder sogar schädigen. An diese Regel müssen sich die Kinder halten. Das muss man auch einfordern. Verstößt ein Kind gegen diese Regel, muss es aus der Gruppe genommen werden, und man muss ihm sagen: »Das darfst du nicht machen. Damit ängstigst du das andere

Kind. Das ist hier verboten!« Die anderen Kinder sollte man beruhigen und ihnen versichern, dass ihnen nichts passieren kann. Das sollten auch Eltern ihren Kindern vermitteln, wenn sie von solchen Situationen erfahren.

Ich denke, die schlimmen Erfahrungen der Flüchtlingskinder müssen zum Thema in den Schulen gemacht werden. Ich plädiere sehr dafür, dass dort in Klassen Gruppenarbeit gemacht wird, bei der diese Kinder von ihren Erlebnissen erzählen. Darin sehe ich eine gute Möglichkeit für beide Seiten. Die Flüchtlingskinder können sich entlasten, und ihr schweres Schicksal wird dabei auf viele Schultern verteilt. Gemeinsam können die Kinder diese Last gut tragen, das kann man unseren Kindern durchaus zumuten. Die Schüler hören diese schlimmen Dinge in einem geschützten Raum und können sie direkt in der Gruppe verarbeiten. Das halte ich für sehr sinnvoll. So werden sie zwar mit schweren Themen konfrontiert, und auch mir wäre es lieber, dass meine Enkel sich mit so etwas gar nicht beschäftigen müssten. Aber wir können Themen wie Gewalt und Flucht nicht einfach ausklammern und unsere Kinder nicht von der Realität fernhalten. Wir müssen ihnen zutrauen, sich mit dem Elend der Welt zu beschäftigen. Aber wir müssen auch den Konsequenzen realistisch ins Auge schauen, dass sie dadurch zusätzlich belastet werden. Also müssen wir dafür sorgen, dass auch sie sich wiederum darüber austauschen können und dass sie nicht damit alleingelassen werden.

Ich bin in einem Interview einmal von einem Reporter gefragt worden, wie er seinen Kindern erklären solle, warum sich Flüchtlingskinder in der Schule manchmal seltsam verhalten. Man könne das Thema Krieg und Gewalt von den Kindern ja nicht ganz fernhalten, auch wenn wir das möchten. Dass das tatsächlich nicht möglich ist, zeigt der Fall eines 14-jährigen Mädchens, den mir eine Kollegin aus München erzählte. Ende 2015, einige Wochen nach der Ankunft der vielen Flüchtlinge, hat sich das Mädchen bei ihr gemeldet. Sie hatte mit einem syrischen Flüchtlingsjungen eine Freundschaft begonnen, und der hatte ihr von seinen Kriegserlebnissen in Aleppo erzählt und den furchtbaren Szenen, die er auf der Flucht erlebt hat. Das Mädchen hat das nicht verkraftet, traute sich aber nicht, mit ihren Eltern oder Lehrern darüber zu sprechen, und ist zu meiner Kollegin in Therapie gekommen, weil sie das nicht ausgehalten hat.

Lehrerinnen und Lehrer müssen zum Thema traumatisierte Kinder deutlich besser aus- und weitergebildet werden, damit sie mit den schwierigen Hintergründen der Flüchtlingskinder in der Schule auf konstruktive Weise umgehen können. Das geschieht derzeit nicht, im Moment bemüht man sich vor allem um die Integration dieser Kinder in die Klassen. Sie sollen Deutsch lernen und sich auf den Stoff konzentrieren. Zu Gesprächen über die problematischen Kriegs- und Fluchterfahrungen kommt es, wenn überhaupt, nur im Privaten. Und damit sind unsere Kinder, wie der Fall der Patientin meiner Münchner Kollegin zeigt, häufig überfordert.

Die meisten Lehrer fühlen sich nach meiner Erfahrung zu schlecht ausgebildet, um mit dem Thema Trauma umzugehen. Für sie ist das etwas so Großes und Schwieriges, dass sie sagen, lieber nichts aufrühren als etwas falsch machen. Sie haben Angst, dass alles noch viel schlimmer werden könnte, wenn sie da einen Fehler machen. In Fortbildungen könnten sie lernen, mit welchen relativ kleinen Maßnahmen man den Druck, unter dem traumatisierte Kinder stehen, lindern kann und wie man mit einer Klasse über traumatische Erfahrungen spricht. Ich führe solche Fortbildungen für Lehrerinnen und Lehrer durch. Das ersetzt keine Traumatherapie. Aber es ist besser, überhaupt etwas zu tun, als gar nichts zu unternehmen. Für beide Seiten, Lehrer und traumatisierte

Schüler, ist es eine Erleichterung, wenn sie merken, dass sie sich an das Thema herantrauen können, und sie fühlen sich weniger hilflos. Die Ängste der Lehrer, wie auch die der Flüchtlingskinder, reduzieren sich in dem Maß, in dem es möglich wird, Traumaerfahrungen anzusprechen und deren Bearbeitung zu begleiten.

Einfache Maßnahmen können zum Beispiel darin bestehen, die oftmals schreckhaften Kinder und Jugendlichen zu fragen, was sie so erschreckt. Vielleicht erinnert sie ein bestimmtes Geräusch an eine Explosion oder an Schüsse. Wenn sie darüber sprechen können, entlastet sie das. Wer näheren Kontakt zu traumatisierten Kindern hat, kann ruhig mit Interesse Fragen stellen. Dafür muss man sich nur ein wenig Zeit nehmen, nach dem Motto: »Komm, lass uns uns doch mal hinsetzen und reden. Magst du etwas erzählen? Was hast du erlebt? Was hast du gemacht?« Und sich dann auch die etwas längeren Geschichten anhören. Dabei muss man natürlich bereit sein, sich auch Dinge anzuhören, die nicht schön sind. Man sollte also nur nachfragen, wenn man die Stärke und die Kraft hat, so etwas auszuhalten.

Dieses Erzählenkönnen hilft den Kindern, selbst wenn sie dabei in Tränen ausbrechen. Sie haben oft den Kopf voll mit schlimmen Erinnerungen. Und wenn wir sie danach fragen, quälen wir sie nicht, sondern geben ihnen die Möglichkeit, sich zu erleichtern. Wichtig beim Umgang mit traumatisierten Kindern ist vor allem, keine Angst zu haben, einen gravierenden Fehler zu machen.

Richtig hinschauen: Wie wir Kindern Medienkompetenz vermitteln

Wie wir die Welt wahrnehmen, wird stark von unserer Mediennutzung beeinflusst. Wenn wir uns ständig negativen Nachrichten und verstörenden oder schockierenden Bildern aussetzen, sabotieren wir damit unser eigenes Sicherheitsgefühl. Ich möchte Eltern daher eindringlich dazu raten, nicht nur ihren eigenen Medienkonsum bewusst zu steuern, sondern auch ihren Kindern ein Bewusstsein für den richtigen Umgang mit medialen Inhalten, digitalen Medienkanälen und dem Smartphone zu vermitteln.

Kinder sind durch die Flut bedrohlicher Nachrichten und besonders durch Medienbilder von Gewalt und Zerstörung noch einmal stärker gefährdet als Erwachsene, weil sie diese Eindrücke kognitiv nicht einordnen können. Ein Bericht über den Krieg in Syrien, Bilder vom Amoklauf an einer Schule, eine brennende Flüchtlingsunterkunft – je jünger Kinder sind, desto weniger können sie verstehen, was dort passiert ist. Häufig kommt es nach dem Sehen solcher Bilder zu einer Vermischung mit Phantasien von Horrorgestalten. Dadurch fühlen sich die Kinder in ihrer Welt direkt bedroht. Wir müssen uns sehr gut überlegen, was wir unseren Kindern an medial vermittelten Inhalten zumuten und wovor wir sie schützen. Ganz fernhalten können wir Nachrichten im digitalen Zeitalter nicht von ihnen, aber wir können ihren Medienkonsum dosieren und entscheiden, in welcher Altersstufe wir einem Kind was zutrauen.

Je jünger Kinder sind, desto konsequenter sollten Erwachsene lenken, was sie zu sehen bekommen. Sind Kinder noch im Grundschulalter, würde ich dazu raten, sie zum Beispiel die Kindernachrichtensendung »Logo« anschauen zu lassen.

Hier werden die Informationen altersgemäß ausgewählt und aufbereitet, weder überfordern noch verängstigen die Inhalte und Bilder die kleinen Zuschauer.

Was für jedes Alter gilt: Nach dem Anschauen von Nachrichten müssen wir mit Kindern darüber reden. Insbesondere wenn sich etwas außergewöhnlich Schlimmes ereignet hat, sei es eine Naturkatastrophe wie das Erdbeben in Italien im August 2016 oder die Anschläge in Paris im November 2015. Ich warne sehr davor, Kinder so etwas allein anschauen zu lassen und dann nicht mit ihnen darüber zu sprechen.

Kinder bekommen heute fast alles mit. Spätestens im Kindergarten oder in der Schule werden sie auch mit schrecklichen Ereignissen konfrontiert, weil andere Kinder sie gesehen haben oder ihr Smartphone mitbringen. Sehen sie zufällig im Fernsehen, auf einem Tablet oder Smartphone Bilder von schießenden Menschen, zerbombten Häusern oder einem verwüsteten Ort, löst das Ängste aus, vor allem wenn sie ihnen nicht erklärt werden. Diese Bilder tragen sie anschließend oft lange mit sich herum. Hier möchte ich mich auf eine weitere Studie der Medienwissenschaftlerin Maya Götz beziehen, in der sie nachgewiesen hat, wie stark Kriegs- und Katastrophenbilder in den Medien auf Kinder wirken. Laut Götz sind Bilder verletzter Menschen besonders belastend. Sehen sie gar ein leidendes oder blutendes Kind, sei dieser Anblick für sie kaum zu ertragen und verfolge sie oft noch über einen langen Zeitraum.

Wir müssen unsere Kinder also einerseits schützen, andererseits aber auch bis zu einem gewissen Grad mit der Realität konfrontieren. Bei kleinen Kindern würde ich allerdings wirklich dazu raten, sie nicht vor den Fernseher zu setzen. Im Vorschulalter sollte man Kinder möglichst von Kriegs- und anderen schrecklichen Bildern fernhalten. Wenn sie dennoch etwas mitbekommen, weil zum Beispiel gerade ein Anschlag passiert ist, dann muss man mit ihnen darüber sprechen. Man kann sich dabei auf Märchen beziehen oder eine andere Geschichte, die die Kinder kennen und in der es auch die Bösen gibt. So kommt man zum einen von dem blauäugigen Glauben weg, dass alles immer gut und schön ist, zugleich aber auch von der Vorstellung, alles sei ganz schlimm und beängstigend. In solchen Gesprächen helfen wir Kindern, die Informationen einzuordnen und zu verarbeiten. Auf Fragen müssen wir altersgerechte, aber konkrete Antworten geben. Kinder mit ihren Fragen allein zu lassen oder bei den Antworten zu sehr im Vagen zu bleiben, beflügelt deren Phantasie und führt leicht zu Ängsten.

Haben Eltern den konkreten Verdacht, dass ihr Kind etwas gesehen hat, unter dem es leidet, sollten sie es ansprechen. Wir sollten Kinder aber nicht zwingen, darüber zu reden. Das wollen sie oft nicht. Wir sollten sagen, dass wir wissen, dass sie schlimme Bilder gesehen haben, und dass wir wissen, dass solche Bilder einen sehr traurig machen oder Angst machen können. Und dass wir gerne mit ihnen darüber reden möchten. Wir sollten also Bereitschaft zeigen.

Ein unreflektierter Umgang mit Medieninhalten verunsichert und befeuert Ängste. Wir sollten uns deshalb bemühen, die Medienkompetenz von Kindern und Jugendlichen zu stärken. Da sind wir auch in unserem eigenen Nutzungsverhalten gefordert. Wir können Kindern zum Beispiel vorleben, dass man das Smartphone zu bestimmten Zeiten, etwa beim gemeinsamen Essen, ausschaltet. Digitale Medien und soziale Netzwerke zu verdammen wäre unsinnig. Aber wir können Kindern vorleben, wie man verantwortungsbewusst damit umgeht und sich vor Nachrichtenüberflutung und Informationsmüll schützt.

Unseren Kindern muss viel mehr digitale Kompetenz in der Schule beigebracht werden, als das bislang geschieht. Ihnen muss im Unterricht das Bewusstsein dafür vermittelt werden, dass nicht alles, was das Smartphone und der Computer an Inhalten hergeben, hilfreich und sinnvoll ist. Dass man sich nicht alles ungefiltert anschauen, sondern sich vor manchem schützen muss, weil es einem Schaden zufügen kann. In speziellen Unterrichtseinheiten müssen sie auch lernen, seriöse Quellen zu benutzen, wenn sie nach Informationen zu einem Ereignis suchen. Und nicht allem, was sie im Internet finden oder was ihnen über soziale Medien als Information oder Wahrheit verkauft wird, Glauben zu schenken und an ihre Freunde weiterzuschicken. Übrigens: Das Gleiche gilt für Erwachsene!

Nachwort

Als sich der Anschlag auf dem Berliner Weihnachtsmarkt ereignete, erging es mir wie vermutlich vielen von Ihnen auch. Entsetzen, ein Gefühl des Schocks und der Lähmung, ein innerer Aufschrei: »Das darf nicht wahr sein! So ein perfider Anschlag gegen unschuldige Menschen!« Die Bilder des Anschlags von Nizza kamen wieder hoch, ich saß aufgewühlt vor dem Fernseher und suchte parallel im Internet nach den neuesten Nachrichten. Als Notfallpsychologe für Krisenintervention kenne ich alle psychologischen Mechanismen und emotionalen Abläufe in solchen Situationen und weiß genau, wie man diese am besten bewältigt. Und dennoch spürte ich angesichts dieses Ereignisses eine wachsende innere Anspannung, wurde regelrecht überflutet von Gefühlen der Trauer, der Wut, der Ohnmacht und ertappte mich bei vorschnellen, pauschalisierenden Gedanken, als ich las, dass ein Asylsuchender aus Pakistan festgenommen worden sei, der die Tat begangen haben sollte.

Und dann sagte ich mir: »STOP!«

Ich schaltete, wie ich es hier im Buch geraten habe, Fernseher und PC aus. Stattdessen schaltete ich meinen Kopf ein. Es war frappierend, festzustellen, dass weder mein Wissen als psychologischer Fachmann für Krisensituationen noch die monatelange, intensive Arbeit an einem Buch zu genau diesem Thema mich davor hatten schützen können, angesichts eines Anschlags im ersten Moment genauso zu reagieren wie jeder andere Mensch auch. Auch in den Meetings mit meinen europäischen Kolleginnen und Kollegen im Standing Committee on Crisis and Disaster habe ich bereits diese Erfahrung gemacht: Jedes Mal, wenn sich ein schwerer Anschlag ereignete, überschwemmten uns zunächst die Gefühle von Machtlosigkeit und Hilflosigkeit. Das zeigt, wie groß die Wirkmacht solcher Ereignisse und der Medienbilder davon ist. Und wie stark die neuen Ängste uns beeinflussen.

Nach den ersten, reflexartig ausgelösten Reaktionen auf den furchtbaren Anschlag in Berlin bekam ich meine negativen Gefühle und Gedanken erst in den Griff, als ich bewusst auf Verhaltens- und Bewältigungsstrategien zurückgriff, die ich hier im Buch beschrieben habe. Schon während des Schreibens über die neuen Ängste hatte ich beobachtet, dass sich bei mir ein Prozess abspielte, durch den ich mich im Umgang mit den emotionalen Auswirkungen der durch Terrorakte ausgelösten Emotionen kompetenter fühlte. Das Nachdenken über die Entwicklung von Ängsten und besonders sich bewusst zu machen, dass wir dieser Entwicklung nicht hilflos ausgeliefert sind, sondern ihr aktives Handeln entgegensetzen können, stärkte mich in der Auseinandersetzung mit diesem Thema. Die Möglichkeit einer bewussten Entscheidung, sich in seinen Einstellungen und Handlungen nicht allein von den Bedrohungsgefühlen leiten zu lassen, sondern sich an Fakten und klaren Analysen zu orientieren, liegt in unserer Hand. Ich hoffe, dass Ihnen die Lektüre dieses Buches dabei eine Unterstützung ist.

In den Tagen nach dem Berliner Anschlag riefen zahlreiche Radio- und Fernsehstationen bei mir an, Zeitungen wollten Interviews zu Themen wie »Wie gehen wir mit solch einem schrecklichen Ereignis um?« oder »Was sagen wir unseren Kindern?« Meine Hauptbotschaft lautet – nicht zuletzt bestärkt durch das eigene Erleben nach dem Anschlag –, sich jetzt nicht von der Welle der Gefühle mitreißen zu lassen, sondern die Vernunft einzuschalten. Und das heißt:

- Ja, es hat einen fürchterlichen Anschlag auf friedliche Menschen gegeben. Es gibt Tote, geschockte und trauernde Angehörige, denen unser Mitgefühl gebührt, Verletzte, für die wir hoffen, dass sie gut versorgt und wieder gesund werden, und viele geschockte und traumatisierte Weihnachtsmarktbesucher, die schreckliche Bilder sahen und um ihr Leben fürchteten. Ihnen wünschen wir Kraft, dass sie die Erlebnisse verarbeiten können.
- Ja, es gibt gewissenlose Menschen, die zu solchen Taten fähig sind. Das müssen wir auch unseren Kindern erklären, weil sie – auf welche Weise auch immer – mitbekommen, was in der Welt passiert. Gleichzeitig müssen wir ihnen klarmachen, dass sie in ihrer Familie, ihrer Schule, bei ihren Freunden und in ihren Vereinen sicher sind.
- Nein, unsere Welt ist durch diesen Anschlag nicht wesentlich unsicherer geworden als sie es vorher war, auch wenn sich das jetzt im Moment so anfühlt. In den letzten zwei Jahren sind so viele schreckliche Dinge passiert, und wir haben all die schockierenden Bilder davon gespeichert. Möglicherweise sind alle diese Anschläge in unserem Kopf gewissermaßen zu einem einzigen großen Bedrohungsszenario zusammengewachsen, wodurch wir auf jedes neue Ereignis besonders heftig reagieren.
- Nein, nicht alle Flüchtlinge und Fremden sind gefährlich. Es gibt keine große Zahl von gewaltbereiten Menschen unter den Asylsuchenden, die große Mehrheit ist vor Krieg und Terror geflohen. Es gibt einzelne fanatisierte Menschen unter ihnen, die uns terrorisieren wollen und der großen Gruppe der friedfertigen Geflüchteten genauso schaden wollen wie uns.
- Wir können diesem Grauen etwas entgegensetzen. Das müssen wir uns immer wieder klarmachen. Tausende Menschen zeigten sehr bald nach dem schrecklichen

Ereignis ihr Mitgefühl, indem sie Blumen und Kerzen auf dem Platz des Anschlages in Berlin aufstellten. In vielen Städten in ganz Deutschland taten Hunderttausende das Gleiche und stellten Kerzen vor Kirchen auf, legten Blumen nieder und schrieben Botschaften wie »Das Licht ist stärker als die Dunkelheit«. In diesen Ritualen zeigten sie Solidarität und setzten dem schwer auszuhaltenden Gefühl der Ohnmacht und Angst ein Zeichen entgegen. Aus aller Welt kamen Mitgefühl ausdrückende Botschaften, die Trost spendeten. Wir können sicher sein, das sind millionenmal mehr Menschen als diejenigen, die sich solche unmenschlichen Taten ausdenken und durchführen. Wir sind stärker!

- Hochrangige Vertreter der evangelischen, katholischen, jüdischen, orthodoxen und muslimischen Glaubensgemeinschaften gaben am Tag nach dem Anschlag Orientierung, indem sie gemeinsam formulierten: »Hass, Terror und Gewalt können uns nicht auseinanderbringen! Unser aller Gott ist der Gott des Friedens.«
- Mir wurde wieder bewusst, wie wichtig es ist, sich nicht zu dem verführen zu lassen, was Terroristen wollen: uns verunsichern. Das bedeutet: sich nicht anstecken zu lassen von Hassgefühlen, Ohnmacht, Resignation und Ausgrenzung von Fremden. »Hass kann und darf nicht die Antwort auf Hass sein«, sagte Berlins Regierender Bürgermeister. Eine verunsicherte, gespaltene Gesellschaft ist das Ziel der Terroristen, da dürfen wir nicht mitmachen! Jetzt zählt noch mehr: Wir stehen zusammen ein für unsere Werte in der freiheitlichen, friedfertigen demokratischen Grundordnung, für Gleichberechtigung und Toleranz. Das macht uns nicht nur stark gegen die Angst vor Terror, sondern auch gegen die Angst vor politischem Extremismus und rechtsextremistischer Gewalt.

- Ich will mich besinnen auf den Begriff der »überzeugten Standhaftigkeit«. Das bedeutet, dass wir ausgehend von unseren unumstößlichen, im Grundgesetz formulierten Werten wie der Unantastbarkeit der Würde des Menschen, der Freiheit, der Gleichberechtigung von Männern und Frauen, der Pressefreiheit oder der Religionsfreiheit die Menschen willkommen heißen, die sich ebenso dazu bekennen. Und dass wir uns selbstbewusst vor all jenen schützen, die diese Werte aus religiösen oder weltanschaulichen Gründen missachten und zerstören wollen – ob sie nun aus einer fremden Kultur zu uns gekommen sind oder aus unserem eigenen Land stammen. Wir kämpfen für die Verteidigung unserer Freiheit.

Durch meine jahrzehntelange Arbeit im Bereich der Krisenintervention und Traumatherapie kann ich eindeutig sagen, dass unsere Beunruhigung und unsere ängstlichen und resignativen Gefühle in den Hintergrund treten und einem Gefühl der Zuversicht und Stärke Platz machen, wenn wir uns diese Punkte vor Augen führen.

Wir werden es wohl hinnehmen müssen, dass das Thema Terrorismus, politische Radikalisierung, rechtsextremistische Gewalt und die aus der Flüchtlingskrise erwachsenden Herausforderungen uns noch lange Zeit beschäftigen werden. Gerade die globale Bedrohung durch den Terror macht uns allen Angst, und das sollten wir uns auch eingestehen. Andererseits ist mir klar geworden, dass wir nicht hilflose Opfer sein müssen. Wir können viel dafür tun, um nicht von diesen Ängsten gelähmt und beherrscht zu werden. Ich hoffe, dass auch Sie, liebe Leser und Leserinnen, mithilfe dieses Buches erkennen, wie Sie in Ihrem Leben den neuen Ängsten aktiv und effektiv Standhaftigkeit und Gelassenheit entgegensetzen können.